ཞིང་སྡེའི་ཁྱིམ་སྒྱུ[illegible]

农村家庭常备小药箱

常见非处方药使用常识

ཐང་རྟི་ཡན་དང་ཐང་ཁྲན། ཧོང་ཝེ་བཅས་ཀྱིས་རྩོམ་སྒྲིག་བྱས།

唐世彦　唐灿　黄巍　编著

ལྷ་མོ་འཚོས་བསྒྱུར།

李毛措　译

སི་ཁྲོན་དཔེ་སྐྲུན་ཚོགས་པ། གནམ་ས་དཔེ་སྐྲུན་ཁང་།

四川出版集团　天地出版社

རྩོམ་སྒྲིག་འགན་འཁུར་པ། ལྷུའུ་ཞའོ་ཁྲུན།

བོད་ཡིག་གདན་ཞུས་རྩོམ་སྒྲིག་པ། གཙོད་པ་གླུ་རྒྱལ།

ཞིང་སྡེའི་ཁྱིམ་སྒྱུད་སྨན་ཁུག

ཐང་ཧྲི་ཡན་དང་ཐང་ཁྲན། ཧྥོང་ལེ་བཅས་ཀྱིས་རྩོམ་སྒྲིག་བྱས།

གླུ་མོ་འཚོས་བསྒྱུར།

སི་ཁྲོན་དཔེ་སྐྲུན་ཚོགས་པ། གནམ་ས་དཔེ་སྐྲུན་ཁང་གིས་བསྐྲུན་ནས་བཀྲམ།

སི་ཁྲོན་ཞྭ་ཁྲོན་པར་འདེབས་འགན་འཁྲི་ཚད་ཡོད་ཀུང་སིས་དཔར།

༢༠༡༡ལོའི་ཟླ་བ་༨པར་པར་གཞི་དང་པོ་བསྒྲིགས།

༢༠༡༡ལོའི་ཟླ་བ་༨པར་ཐེངས་དང་པོ་དཔར།

པར་ཤོག 10

ཡིག་འབྲུ། སྟོང་། 136

དཔེ་རིན་སྒོར། 27.00

དཔེ་རྟགས། ISBN 978-7-5455-0460-6

དཀར་ཆག

དང་པོ། སྨན་ཐོ་མི་དགོས་པའི་སྨན་གྱི་རྨང་གཞིའི་ཤེས་བྱ། *1*

གཅིག སྨན་རྫས། སྨན་ཐོ་དགོས་པའི་སྨན། སྨན་ཐོ་མི་དགོས་པའི་སྨན། གཉིས་ཀ་ཡིན་པའི་སྨན། *1*

གཉིས། སྨན་ཐོ་མི་དགོས་པའི་སྨན་གྱི་འབྱུང་ཁུངས་དང་གདམ་གསེས། *8*

གསུམ། སྨན་ཐོ་མི་དགོས་པའི་སྨན་གྱི་ཁྱད་ཆོས། *11*

བཞི། སྨན་ཐོ་མི་དགོས་པའི་སྨན་གྱི་རིགས་དང་ཕྱིར་འཚོང་། *15*

ལྔ། སྨན་ཐོ་མི་དགོས་པའི་སྨན་གྱི་རྟགས། *17*

གཉིས་པ། སྨན་སྦྱོར་རིག་པ་དང་སྨན་རྫས་ཀྱི་རྨང་གཞིའི་ཤེས་བྱ། *20*

གཅིག སྨན་སྦྱོར་རིག་པའི་རྨང་གཞིའི་ཤེས་བྱ། *20*

གཉིས། སྨན་རྫས་ཀྱི་རྨང་གཞིའི་ཤེས་བྱ། *43*

གསུམ་པ། སྨན་རྫས་ཀྱི་བདེ་འཛགས་དང་སྨན་ཚུལ་མཐུན་དུ་སྤྱོད་པའི་
རྒྱུན་ཤེས། 51
གཅིག སྨན་གྱི་གནོད་པ་ཚབས་ཆེ། 53
གཉིས། བྱིས་པའི་སྨན་བསྟེན་ཚུལ། 72
གསུམ། རྒན་པའི་སྨན་བསྟེན་ཚུལ། 80
བཞི། སྦྲུམ་མ་དང་ནུ་མ་སྣུན་པའི་དུས་ཀྱི་སྨན་བསྟེན་ཚུལ། 94
ལྔ། ཁ་ལོ་བས་སྨན་བསྟེན་ཚུལ། 103
དྲུག མཆིན་ནུས་མི་བཟང་བའི་ནད་པའི་སྨན་བསྟེན་ཚུལ། 103
བདུན། མཁལ་ནུས་མི་བཟང་བའི་ནད་པའི་སྨན་བསྟེན་ཚུལ། 105
བརྒྱད། གྱུང་སྨན་དང་ནུབ་སྨན་མཉམ་བསྟེན་གྱི་གནད་དོན། 110

བཞི་པ། སྨན་ཐོ་མི་དགོས་སྨན་ཉོས་འཚམ་དུ་བསྟེན་ཚུལ། 112
གཅིག OTCསྨན་ཉོ་ཚུལ། 114
གཉིས། OTCསྨན་ཡང་དག་ཏུ་བསྟེན་ཚུལ། 117

ལྔ་པ། སྨན་ཐོ་མི་དགོས་པའི་སྨན་གྱིས་རྒྱུན་མཐོང་ནད་བཅོ་ཚུལ། 123
ཚ་རྒྱག་པ། 123
གཅིག མདོར་བསྟན་པ། 123
གཉིས། OTCསྨན་གྱིས་བཅོ་ཐབས། 125

ཆམ་པ་དང་ཆམ་རིམས། 132
གཅིག མདོར་བསྟན་པ། 132
གཉིས། ཆམ་པ་དང་ཆམ་རིམས་ཀྱི་ནད་རྟགས། 135
གསུམ། OTCསྨན་གྱིས་བཅོ་ཐབས། 139
བཞི། ཆམ་སྨན་འཕྲུང་སྐབས་ཀྱི་འཛེམ་བྱ། 143
མགོ་ན་བ། 145
གཅིག མདོར་བསྟན་པ། 145
གཉིས། OTCསྨན་གྱིས་བཅོ་ཐབས། 146
གསུམ། མགོ་ན་བའི་སྨན་གྱི་མཉམ་འཛོག་བྱ་ཡུལ། 147
གློ་ལུ་རྒྱག་པ། 151
གཅིག མདོར་བསྟན་པ། 151
གཉིས། གློ་ལུ་བསྐྱེད་པའི་རྒྱུན་མཐོང་གི་ནད། 152
གསུམ། OTCསྨན་གྱིས་བཅོ་ཐབས། 155
བཞི། གློ་ལུའི་སྨན་གྱི་མཉམ་འཛོག་བྱ་ཡུལ། 157
ཧར་འཚང་གི་ནད། 159
གཅིག མདོར་བསྟན་པ། 159
གཉིས། ཧར་འཚང་གི་ནད་རྟགས་དང་རྒྱུ་རྐྱེན། 161
གསུམ། OTCསྨན་གྱིས་བཅོ་ཐབས། 162

གཉིད་མི་ཁུག་པ། *165*
གཅིག མདོར་བསྟན་པ། *165*
གཉིས། གཉིད་མི་ཁུག་པའི་ནད་རྟགས། *166*
གསུམ། OTCསྨན་གྱིས་བཅོ་ཐབས། *168*
བཞི། གཉིད་སྨན་གྱི་མཉམ་འཛོག་བྱ་ཡུལ། *171*
འཇུ་སྟོབས་ཞན་པ། *174*
གཅིག མདོར་བསྟན་པ། *174*
གཉིས། འཇུ་སྟོབས་ཞན་པའི་ནད་རྟགས། *177*
གསུམ། OTCསྨན་གྱིས་བཅོ་ཐབས། *178*
བཤང་འགགས། *179*
གཅིག མདོར་བསྟན་པ། *179*
གཉིས། བཤང་འགགས་ཀྱི་རྒྱུ་རྐྱེན། *182*
གསུམ། OTCསྨན་གྱིས་བཅོ་ཐབས། *184*
བཞི། བཤང་འགགས་སྨན་གྱི་མཉམ་འཛོག་བྱ་ཡུལ། *188*
བཤལ་བ། *189*
གཅིག མདོར་བསྟན་པ། *189*
གཉིས། OTCསྨན་གྱིས་བཅོ་ཐབས། *192*
ཕྱུགས་ཀྱིས་མ་འདང་བར་ཁྲག་ཟད་པ། *194*
གཅིག མདོར་བསྟན་པ། *194*
གཉིས། ཕྱུགས་ཀྱིས་མ་འདང་བར་ཁྲག་ཟད་པའི་རྟགས། *196*

གསུམ། OTCསྨན་གྱིས་བཅོ་ཐབས། *197*

ལུས་ཟུངས་ཉམས་པ 200
གཅིག མདོར་སྟོན་པ། 200
གཉིས། ལུས་ཟུངས་ཉམས་པའི་ནད་གཞི། 202
གསུམ། ལུས་ཟུངས་ཉམས་པའི་ནད་རྟགས་དང་བཅོས་ཐབས། 205

目 录

第一章 非处方药的基本知识 ……………………………… (209)
一、药品、处方药、非处方药和“双跨”品种 ………………………………………… (209)
二、非处方药的来源与遴选 …………………………… (211)
三、非处方药的特点 ………………………………… (212)
四、非处方药的分类与出售 …………………………… (214)
五、非处方药的标识 ………………………………… (214)
第二章 药学和药品基本知识 ……………………………… (216)
一、药学基本知识 …………………………………… (216)
二、药品基本常识 …………………………………… (225)
第三章 药品安全与合理用药常识 ………………………… (228)
一、药害猛于虎 ……………………………………… (229)
二、儿童用药 ………………………………………… (236)
三、老年人用药 ……………………………………… (239)
四、妊娠和哺乳期妇女用药 …………………………… (245)
五、驾驶员用药 ……………………………………… (248)
六、肝功能不全病人的用药 …………………………… (249)
七、肾功能不全病人的用药 …………………………… (251)
八、中西药联用的问题 ………………………………… (253)
第四章 合理使用非处方药 ……………………………… (255)
一、正确选购 OTC 药物 ……………………………… (256)
二、正确使用 OTC 药物 ……………………………… (257)
第五章 常见病症的非处方药治疗 ………………………… (260)
发 热 ………………………………………………… (260)
一、概述 ……………………………………………… (260)
二、发热的 OTC 药物治疗 …………………………… (261)
感冒与流感 …………………………………………… (265)
一、概述 ……………………………………………… (265)
二、感冒与流感的症状 ………………………………… (266)
三、感冒与流感的 OTC 药物治疗 …………………… (267)

四、感冒用药注意事项 ……………………………………………………… (274)
头　痛 ……………………………………………………………………… (275)
一、概述 …………………………………………………………………… (275)
二、头痛的 OTC 药物治疗 ……………………………………………… (275)
三、头痛用药注意事项 …………………………………………………… (276)
咳　嗽 ……………………………………………………………………… (278)
一、概述 …………………………………………………………………… (278)
二、引起咳嗽的常见病 …………………………………………………… (279)
三、咳嗽的 OTC 药物治疗 ……………………………………………… (280)
四、咳嗽用药注意事项 …………………………………………………… (282)
哮　喘 ……………………………………………………………………… (283)
一、概述 …………………………………………………………………… (283)
二、哮喘的临床表现与原因 ……………………………………………… (283)
三、哮喘的 OTC 药物治疗 ……………………………………………… (284)
失　眠 ……………………………………………………………………… (286)
一、概述 …………………………………………………………………… (286)
二、失眠的临床表现 ……………………………………………………… (286)
三、失眠的 OTC 药物治疗 ……………………………………………… (287)
四、失眠用药注意事项 …………………………………………………… (288)
消化不良 …………………………………………………………………… (290)
一、概述 …………………………………………………………………… (290)
二、消化不良的症状 ……………………………………………………… (291)
三、消化不良的 OTC 药物治疗 ………………………………………… (292)
便　秘 ……………………………………………………………………… (294)
一、概述 …………………………………………………………………… (294)
二、便秘的常见原因 ……………………………………………………… (295)
三、便秘的 OTC 药物治疗 ……………………………………………… (295)
四、便秘用药注意事项 …………………………………………………… (297)
腹　泻 ……………………………………………………………………… (299)
一、概述 …………………………………………………………………… (299)
二、腹泻的 OTC 药物治疗 ……………………………………………… (300)
缺铁性贫血 ………………………………………………………………… (302)
一、概述 …………………………………………………………………… (302)
二、缺铁性贫血的临床表现 ……………………………………………… (302)
三、缺铁性贫血的 OTC 药物治疗 ……………………………………… (303)
虚损症 ……………………………………………………………………… (305)
一、概述 …………………………………………………………………… (305)
二、虚损症的病机 ………………………………………………………… (305)
三、虚损症的表现与治疗 ………………………………………………… (306)

དང་པོ། སྨན་ཐོ་མི་དགོས་པའི་སྨན་

ཀྱི་རྨང་གཞིའི་ཤེས་བྱ།

གཅིག སྨན་རྫས། སྨན་ཐོ་དགོས་པའི་སྨན།

སྨན་ཐོ་མི་དགོས་པའི་སྨན།

གཉིས་ཀ་ཡིན་པའི་སྨན།

1.སྨན་རྫས་ཀྱི་མཚན་ཉིད།

″སྨན་རྫས་ནི་ནད་ཀྱི་སྔོན་འགོག་དང་སྨན་བཅོས། ངོས་འཛིན་བཅས་ཀྱི་ཐད་ལ་སྤྱོད་ཅིང་། དམིགས་ཡུལ་ཡོད་པའི་སྒོ་ནས་མིའི་སྐྱེ་ཁམས་ཀྱི་ནུས་པ་སྙོམ་སྒྲིག་བྱེད་པ་མ་ཟད། ནད་གང་ལ་འཕྲོད་པ་དང་དེའི་བྱེད་ནུས་གཙོ་བོ་ཅི་འདྲ་ཡིན་པ། སྤྱོད་ཐབས་དང་སྤྱོད་ཚད་ཅི་འདྲ་ཡིན་པ་སོགས་གཏན་ཁེལ་ཡོད་པའི་དངོས་རྫས་ཅིག་ལ་བྱ།″འདི་ནི<<ཀྲུང་ཧྭ་མི་དམངས་སྤྱི་མཐུན་རྒྱལ་ཁབ་ཀྱི་སྨན་རྫས་དོ་དམ་བཅའ་ཁྲིམས>>སུ་བསྟན་པའི་སྨན་རྫས་ཀྱི་མཚན་ཉིད་རེད། སྨན་རྫས་ནི་མི་རྣམས་ཀྱི་ལུས་ཀྱི་ན་ཚ་བཅོས་ནས་བདེ་ཐང་ཡོང་བར་བྱེད་པའི་ཚོང་རྫས་དམིགས་བསལ་ཅན་ཞིག་ཡིན་པས།

གནའ་ནས་ད་ལྟའི་བར་དུ་འཛམ་གླིང་གི་རྒྱལ་ཁབ་ཁག་ནས་སྨན་རྫས་ཀྱི་སྡེབ་བཟོ་དང་ཐོན་སྐྱེད། ཞིབ་བཤེར། བརྒྱུད་འགྲེམས། བེད་སྤྱོད་སོགས་ཀྱི་ཕྱོགས་ནས་ཚོད་འཛིན་དང་དོ་དམ་ནན་མོ་བྱས་པ་རེད།

2.ཅི་ཞིག་ལ་སྨན་ཐོ་དགོས་པའི་སྨན་ཟེར།

སྨན་ཐོ་དགོས་པའི་སྨན་ནི་སྨན་པས་དེང་རབས་ཀྱི་ཐབས་ལ་བརྟེན་ནས་ནད་གཞི་ངོས་འཛིན་དང་དེར་མཐུན་གྱི་སྨན་ཡིག་སྦྱིན་ནས། ནད་གཞི་ཚབས་ཆེན་རིགས་བཅོ་བ་ལ་ཆེད་ལས་སྨན་པས་མངགས་བཀོལ་ལྟར་སྤྱོད་དགོས་པའི་སྨན་རྫས་ལ་བྱ། སྨན་ཐོ་དགོས་པའི་སྨན་ནི་ངེས་པར་ལས་གཉེར་དཔང་ཡིག་ཡོད་པའི་སྨན་པ་དང་ལས་རོགས་སྨན་པའི་སྨན་ཡིག

ཡོད་ན་ད་གཟོད་སྟེབ་པའམ་ཉོ་བ། ཡང་ན་བེད་སྤྱོད་བྱེད་ཚོག་སྨན་ཚོང་ཁང་དུ་སྤྱིར་བཏང"ཡིས་སྨན་ཐོ་དགོས་པའི་སྨན་ཚོང་ས་མཚོན་གྱིན་ཡོད།

3.ཅི་ཞིག་ལ་སྨན་ཐོ་མི་དགོས་པའི་སྨན་ཟེར།

སྨན་ཐོ་མི་དགོས་པའི་སྨན་ནི་མི་རྣམས་ཀྱིས་རང་ངོས་ནས་བཅོ་ཐུབ་པའི་རྨ་ཆུང་ནད་ཆུང་གི་རིགས་དང་། ཡང་ན་གསལ་བཤད་ཡི་གེ་ཀློག་པ་དང་སྨན་པ་ལ་བློ་དྲིས་ན་བེད་སྤྱོད་ཐུབ་པའི་སྨན་རྫས་ལ་བྱ། སྨན་དེའི་རིགས་བསྟེན་པ་ལ་ལས་གཉེར་དབང་ཡིག་ལྡན་པའི་སྨན་པ་དང་ལས་རོགས་སྨན་པ་ལ་

སོགས་ཀྱི་སྨན་ཐོ་མི་དགོས་པར་རང་རྟོགས་ཀྱིས་ཉོ་བ་དང་

བེད་སྤྱོད་བྱེད་ཆོག   སྨན་ཚོང་ཁང་དུ་སྤྱིར་

བཏང"OTC"ཡིས་མཚོན་གྱིན་ཡོད།

4.ཅི་ཞིག་ལ"གཉིས་ཀ"ཡིན་པའི་སྨན་ཟེར།

རྒྱལ་ཁབ་ཟས་སྨན་ལྟ་སྐྱུལ་དོ་དམ་ཅུའུ་ནས་བསྒྲགས་

པའི་སྨན་ཐོ་མི་དགོས་པའི་སྨན་སྣ4500ཡི་ཁྲོད་དུ།   སྨན་སྣ་

འགའ་ཞིག་ནི་རིགས་གཉིས་ཀར་ཐུན་མོང་དུ་གཏོགས་ཏེ།

སྨན་ཐོ་དགོས་པ་དང་མི་དགོས་པ་གཉིས་ཀ་ཡིན།   སྨན་སྣ་དེ་

དག་ལ་བྱེད་ནུས་མང་པོ་ཡོད་པའི་ཁྲོད་ནས།   ནད་རིགས་

འགའ་ཞིག་ནི་མི་རྣམས་ཀྱིས་རང་ངོས་ནས་ངོས་འཛིན་དང་གསོ་བཅོས་བྱ་ཐུབ་པ་དང་། སྨན་གྱི་བྱེད་ནུས་དང་སྤྱེབ་ཚད་སྦྱོར་ཚད། གསོ་བཅོས་ཀྱི་གོ་རིམ་བཅས་གཏན་ཁེལ་ཡོད་པའི་ཆ་རྐྱེན་འོག སྨན་སྣ་དེ་དག་ནི་སྨན་ཐོ་མི་དགོས་པའི་སྨན་ཡིན། འོན་ཀྱང་སྨན་སྣ་དེ་དག་གི་བྱེད་ནུས་འགའ་ཞིག་ལ་མི་རྣམས་ལ་ཆ་རྒྱུས་མེད་པས་ངེས་པར་སྨན་པས་མངགས་བཀོལ་ལྟར་སྤྱོད་དགོས་པས། སྐབས་དེར་སྨན་སྣ་དེ་དག་ནི་སྨན་ཐོ་དགོས་པའི་སྨན་ཡིན། དཔེར་ན་ཨ་སི་ཕི་རིན་གྱི་སྨན་ཐོ་དགོས་པའི་སྐབས་སུ་གཙོ་བོ་ནི་གཉན་འཛོག་ཟུག་འཛོམས་དང་དྲེག་གྲུམ་ཚིགས་ནད་ལ་ཕན་པ་དང་། ཁྲག་ལེབ་ཆུང་བའི་འདུས་འཇིལ་འགོག་པ་དང་འཁྲིས་རྩའི་གྲོལ་འབྱུ་བཅོ་བ། དྲེག་

ནད་བཅོ་བ། སྙིང་ཁ་ཁེགས་ཤི་འགོག་པ་བཅས་ལ་ཕན་པ་རེད། སྨན་ཐོ་མི་དགོས་པའི་སྐབས་སུ་གཙོ་བོ་སྤྱིར་བཏང་གི་ཚམ་ནད་དང་ཚ་བ་གཅོག་པ། ཡང་ན་ཟུག་རྔུ་གཅོག་པ་ལ་ཕན་པ་སྟེ། དཔེར་ན་མགོ་ན་བ་དང་སོ་ན་བ། དབང་རྩ་ན་བ། ཕ་གྲིམ་ན་བ། ཟླ་མཚན་གྲིས་ན་བ། ཚིགས་གཞི་ན་བ་ལྟ་བུ་ལ་ཕན། དེ་མ་ཟད་སྐྱེབ་ཚད་ཀྱང་ཐེངས་རེར་ཁེ0.3ནས0.6དང་ཆུ་ཚོད4ནས6གི་བར་ནས་ཐེངས་རེ་བསྟེན་དགོས་པ་ཡིན། ཆུ་ཚོད24ཡི་ནང་དུ་བསྟེན་ཚད་ཁེ1.2ལས་བརྒལ་མི་རུང་། ཚ་བ་གཅོག་པ་ལ་ཉིན3ལས་སྤྱོད་མི་རུང་ལ་ཟུག་རྔུ་གཅོག་པ་ལ་ཉིན5ལས་སྤྱོད་མི་རུང་། "གཉིས་ཀ"ཡིན་པའི་སྨན་སྣའི་སྨན་ཐོ་དགོས་པ་དང་མི་དགོས་པ་གཉིས་ལ་ངེས་པར་དུ་རྟགས་དང་

གསལ་བཤད་ཡི་གེ་སོ་སོར་སྦྱོད་དགོས་པ་མ་ཟད། སྨན་ཐུམ་གྱི་ཁ་དོག་མི་གཅིག་པ་བྱ་དགོས།

གཉིས། སྨན་པོ་མི་དགོས་པའི་སྨན་གྱི་

འབྱུང་ཁུངས་དང་གདམ་གསེས།

རང་རྒྱལ་ཡང་སྨན་སྣ་རིགས་དཀར་དོ་དམ་བྱེད་པའི་རྒྱལ་ཁབ་གཞན་དང་འདྲ་བར། སྨན་པོ་མི་དགོས་པའི་སྨན་ནི་སྨན་པོ་དགོས་པའི་སྨན་ལས་འགྱུར་ཡོང་བ་རེད། དེ་ཡང་སྨན་པོ་མི་དགོས་པ་ཡོད་ཚད་སྔོན་ཆད་སྨན་པོ་དགོས་པའི་སྨན་

ཡིན་པ་རེད།

རྒྱལ་ཁབ་ཀྱིས་སྨན་སྣའི་རིགས་དང་ཚད་གཞི། བྱེད་ནུས། སྟེབ་ཚད་དང་བསྟེན་ཐབས་མི་འདྲ་བར་གཞིགས་ནས། སྨན་རྫས་ལ་སྨན་ཐོ་དགོས་མིན་གྱི་དབྱེ་བ་དགར་ནས་དོ་དམ་བྱེད་ཀྱིན་ཡོད། ད་སྔ་ནུབ་སྨན་དང་ཀྲུང་སྨན་གྱི་སྨན་ཐོ་མི་དགོས་པའི་སྨན་ལ་སྣ་ཁ4500ཙམ་ཡོད། སྨན་སྣ་དེ་དག་ནི་རྒྱལ་ཁབ་ཀྱིས་ཀྲུང་ནུབ་ཀྱི་གསོ་རིག་མཁས་པ་མང་པོ་རྩ་འཛུགས་བྱས་ནས"ཕན་འབྲས་ལྡན་ལ་གཟབ་ནན་ཡིན་པ། རྒྱལ་ཁབ་ཀྱི་གནས་ཚུལ་དང་འཕྲོད་པ། ཀྲུང་ནུབ་ཟུང་འབྲེལ"གྱི་དགོངས་དོན་དང་། "བདེ་འཇགས་ཡིན་ལ་བྱེད་ནུས་ངེས་གཏན་ཡིན་པ། རྒྱུ་སྤུས་གཏན་འཇགས་ཡིན་པ།

བེད་སྤྱོད་བྱེད་བདེ་བའི"རྩ་དོན་ལྟར། སྨན་པོ་དགོས་པའི་སྨན་སྣའི་ཁྲོད་ནས་ཡང་ཡང་གདམ་གསེས་དང་ཞིབ་བཤེར་བྱས་ནས་གཏན་ཁེལ་བྱས་པ་ཡིན།

སྨན་རྫས་ཐོན་སྐྱེད་ཁེ་ལས་ཀྱིས་རྒྱལ་ཁབ་ཀྱིས་གཏན་ཁེལ་བྱས་པའི་སྨན་པོ་མི་དགོས་པའི་སྨན་གྱི་མིང་ཐོ་ལྟར། སྨན་སྣ་བསྒྱུར་བཟོའི་རེ་འདུན་ལ་རྒྱལ་ཁབ་སྨན་རྫས་དོ་དམ་ཅུས་ཀྱིས་ཆོག་མཆན་ཐོབ་པ་དང་སྨན་དེ་རིགས་ཐོན་སྐྱེད་བྱེད་པའི་དབང་ཆ་ཐོབ་རྗེས། ད་གཟོད་ཁྲིམས་མཐུན་གྱི་སྒོ་ནས་སྨན་པོ་མི་དགོས་པའི་སྨན་སྣ་ཐོན་སྐྱེད་དང་ཉོ་འཚོང་བྱེད་ཆོག

གོང་སྨྲས་གནས་ཚུལ་ལས་རྒྱལ་ཁབ་ཀྱིས་སྨན་པོ་མི་དགོས་པའི་སྨན་སྣ་གདམ་གསེས་དང་ཞིབ་བཤེར། ཐོན་སྐྱེད་

བཅས་བྱེད་པར་གཙིགས་ཆེན་ནན་མོ་བྱེད་ཀྱིན་ཡོད་པ་ཞེས་ཐུག

གསུམ། སྨན་པོ་མི་དགོས་པའི་སྨན་གྱི་ཁྱད་ཆོས།

སྨན་པོ་དགོས་པ་དང་མི་དགོས་པའི་སྨན་ལ་ཁྱད་པར་མང་པོ་ཡོད་དེ། སྨན་པོ་མི་དགོས་པའི་སྨན་གྱི་བསྟེན་ཐབས་ནི་གཙོ་བོ་ཁོང་བསྟེན་དང་ཕྱི་བསྟེན་ཡིན་ལ། བསྟེན་ཚད་སྤྱིར་བཏང་ནས་སྨན་པོ་དགོས་པའི་སྨན་ལས་ཉུང་བ་ཡིན། བསྟེན་ཡུན་ལ་ཡང་གཏན་ཁེལ་ཡོད་དེ། དཔེར་ན་གཉན་གཅོག་ཟུག་འཇོམས་

ཀྱི་སྨན་དེ་གཉན་ཁ་གཙོག་པ་ལ་དུས་ཡུན་ཉིན3ཙམ་ལས་བརྒལ་མི་རུང་བ་དང་། ན་ཟུག་འཛོགས་པ་ལ་ཉིན5ཙམ་ལས་བརྒལ་མི་རུང་། སྐྱུར་འགོག་སྨན་གྱི་བསྟེན་ཡུན་ནི་གཟའ་འཁོར་གཅིག་དང་ཕོ་རྒྱུའི་རྨ་འབྲུམས་གྲོལ་བ་ལ་ཉིན་གཅིག་ཆམ་པའི་སྨན་གྱི་བསྟེན་ཡུན་ཉིན5ནས7བར། གློ་ལུའི་སྨན་ནི་གཟའ་འཁོར་གཅིག་ཙམ་ལས་བསྟེན་མི་རུང་བ་ལྟ་བུའོ།།

སྨན་ཐོ་མི་དགོས་པའི་སྨན་ནི་ཏ་ཅང་བདེ་འཇགས་ཡིན་ལ། སྤྱིར་བཏང་དུ་སྨན་ལོག་འབྱུང་བ་ཤིན་ཏུ་ཉུང་།

སྨན་ཐོ་མི་དགོས་པའི་སྨན་བསྟེན་དུས་སྨན་པའི་མཛུབ་སྟོན་དང་ལྟ་སྐྱུལ་བྱེད་མི་དགོས། རྒྱུ་མཚན་ནིOTCཡི་སྨན་གྱི་གསལ་བཤད་བྲིས་པ་ཚད་དང་ལྡན་ལ་གྲ་རྒྱས་ཡིན་པས་

རེད། OTCཡི་སྨན་གྱི་གསལ་བཤད་ཡི་གེ་ནི་རྒྱལ་ཁབ་ཀྱིས་གསལ་བསྒྲགས་བྱས་ཞིང་བཟོ་གྲྭ་སོ་སོ་ནས་རང་རང་གི་ཐོན་རྫས་ཀྱི་གནས་ཚུལ་ལ་བསྟུན་ནས་ཁ་གསབ་བྱས་ཏེ་གྲུབ་པ་ཡིན། གསལ་བཤད་ཡི་གེ་ལ་ཁ་གསབ་བྱེད་པ་ལས་བཟོ་བཅོས་དང་ཉུང་འཕྲི་བྱེད་མི་རུང་། དེ་མ་ཟད་སྨན་རྫས་དོ་དམ་ཅུས་ནས་ཞིབ་བཤེར་བྱེད་དགོས། དེའི་རྐྱེན་གྱིསOTCསྨན་སྣ་ལ་འབྲེལ་བའི་ཆ་འཕྲིན། དཔེར་ན་གྲུབ་ཆ་དང་དབྱིབས། བྱེད་ནུས། ཚད་གཞི། བསྟེན་ཚད། འཛེམ་བྱ། མཉམ་འཛོག་ཡུལ། ལོག་གནོད། སྨན་སྣ་གཞན་དང་སྦྱེབ་རུང་མིན། ཐོན་སྐྱེད་བཟོ་གྲྭའི་ས་གནས། ཁ་པར། དེ་མིན་སྨན་བསྟེན་སྐབས་ཀྱི་ཉེན་བརྡ་སོགས་ཚང་མ་གསལ་པོ་འབྲི་དགོས། རིག་གནས་

ཀྱི་རྒྱུ་ཚད་ཙུང་ཙམ་ལྡན་ན་དེའི་དོན་གོ་བ་མ་ཟད་དེ་ལ་བསྟེན་ནས་སྨན་འདེམས་ཆོག་པར་བྱ་དགོས།

སྨན་ཐོ་མི་དགོས་པའི་སྨན་གྱི་བྱེད་ནུས་ཁ་གསལ་ངེས་གཏན་ཡིན་དགོས། མ་ཟད་མང་ཚོགས་ཀྱིས་ངོས་ཟིན་ཐུབ་པའི་ནད་རིགས་ལ་ཁ་གཏད་དགོས། རྒྱུན་ལྡན་གྱི་ནད་དེ་རིགས་ནི་མི་མང་པོར་འབྱུང་གིན་ཡོད་པ་མ་ཟད་སྨན་བསྟེན་པའི་སྦྱོང་བརྒྱུད་ཀྱང་ཡོད་པས་གང་བྱུང་དུ་སྤྱོད་པ་ཤིན་ཏུ་ཙུང་།

སྨན་ཐོ་མི་དགོས་པའི་སྨན་གྱི་ཕན་འབྲས་མངོན་གསལ་ཡིན་ལ་མགྱོགས་མྱུར་ལྡན། དེས་ནད་གཞི་ཧ་ཡང་དུ་གཏོང་བའམ་ནད་རྟགས་ཚོད་འཛིན་བྱེད་ཐུབ། ནད་ངོས་ཟིན་སོང་

བའི་བད་ཀན་རང་བཞིན་གྱི་ནད་གཞི་ཇི་ཡང་དུ་གཏོང་ཐུབ་ལ་ནད་འགྱུར་ཇེ་སྡུག་ཏུ་མི་འགྲོ། འོན་ཀྱང་ནད་གཞི་ཚབས་ཆེན་རིགས་ལ་གོ་དེ་འདྲ་མི་ཆོད།

བཞི། སྨན་ཐོ་མི་དགོས་པའི་སྨན་གྱི་རིགས་དང་ཕྱིར་འཚོང་།

རྒྱལ་ཁབ་ཀྱིས་སྨན་ཐོ་མི་དགོས་པའི་སྨན་གྱི་བདེ་འཇགས་ཀྱི་ཚད་ལ་བརྟེན་ནས་ཀ་བའི་རིགས་དང་ཁ་བའི་རིགས་ཞེས་རིགས་གཉིས་སུ་དགར་ཡོད། ཁ་བའི་རིགས་ཀྱི་བདེ་འཇགས་ཀྱི་ཚད་ཆེས་མཐོ་བ་ཡིན་པས་སྨན་རྫས་དེ་དམ་

སྤྱི་ཁག་གིས་ཆོག་མཚན་ཐོབ་པའི་ཚོང་ཁང་ནས་བཙོང་ཆོག་སྟེ། སྨན་འདུས་ཚོང་ར་དང་རང་འདེམས་ཚོང་ར་ནས་ཉོ་ཐུབ། ཀ་བའི་རིགས་ཀྱི་བདེ་འཇགས་ཀྱི་ཚད་ཁ་བའི་རིགས་དང་བསྡུར་ན་ཅུང་ཞན་པ་ཡིན་པས། ངེས་པར་དུ་སྨན་ཚོང་ཁང་ནས་བཙོང་དགོས་ལ་སྨན་ཚོང་ཁང་དེ་དག་ལ་ཡང་ངེས་པར<<སྨན་རྫས་བདག་གཉེར་དབང་ཡིག>>དགོས་པ་ཡིན། ད་ལྟ་སྨན་སྣ་རིགས་སུ་དགར་ནས་དོ་དམ་བྱས་པའི་དུས་ཚོད་ཅང་འགོར་མེད་པས་སྨན་ཐོ་མི་དགོས་པའི་སྨན་ཁ་བའི་རིགས་དེ་ཚོང་རར་ཡོངས་སུ་བགྲམ་མེད། ཁེ་ལས་གཞན་པས་ཀྱང་གནས་སྐབས་སུ་བདག་གཉེར་བྱེད་མི་ཆོག དེ་བས་སྨན་སྣ་རིགས་དེ་གཉིས་ཀ་ཚང་མ་སྨན་ཁང་ནས་མ་གཏོགས་ཉོ་མི་

ཐུབ།

༢། སྨན་ཐོ་མི་དགོས་པའི་

སྨན་གྱི་རྟགས།

རྒྱལ་ཁབ་བཟའ་བཅའ་དང་སྨན་རྫས་དོ་དམ་ཅུས་ནས་སྨན་ཐོ་མི་དགོས་པའི་སྨན་གྱི་མཚོན་བྱེད་རི་མོ་དང་བེད་སྤྱོད་ཀྱི་ཚད་གཞི་བཟོས་ཡོད། སྨན་ཐོ་མི་དགོས་པའི་སྨན་གྱི་མཚོན་བྱེད་རི་མོ་ནི་གཤམ་ལྟར། སྔོང་གཟུགས་དབྱིབས་ཀྱི་པར་གཞི་དམར་ཞིང་ཡི་གེ་དཀར་པོ་ཅན་གྱི་“OTC”ནི་སྨན་

ཐོ་མི་དགོས་པའི་སྨན་ཀ་བའི་རིགས་ཀྱི་རྟགས་ཡིན་ལ། སྔོང་གཟུགས་དབྱིབས་ཀྱི་པར་གཞི་ལྟང་ཞིང་ཡི་གེ་དཀར་པོ་ཅན་གྱི"OTC"ནི་སྨན་ཐོ་མི་དགོས་པའི་སྨན་ཁ་བའི་རིགས་ཀྱི་རྟགས་ཡིན། སྨན་ཐོ་མི་དགོས་པའི་སྨན་རིགས་གཉིས་ཀྱི་གསལ་བཤད་ཡི་གེ་དང་ཕྱི་ཐུམ་ནང་ཐུམ་ཚང་བའི་སྟེང་དུ་ཆེད་བཀོལ་རྟགས་མཚན་དེ་དཔར་དགོས་པ་མ་ཟད། ཚེ་ཆུང་དང་ཁ་དོག་ཚང་མ་ཡང་ཚད་གཞི་དང་མཐུན་དགོས། སྨན་ཐོ་མི་དགོས་པའི་སྨན་གྱི་རྟགས་མཚན་དེ་གསལ་བཤད་ཡི་གེ་དང་ཕྱི་ཐུམ་ནང་ཐུམ་སོགས་དང་གཅིག་མཐུན་གྱིས་དཔར་རྒྱུ་ལས་སྒྱུར་བ་སོགས་བྱེད་མི་རུང་། སྨན་ཐུམ་གྱི་གཡས་ཟུར་གོང་མ་ནི་རྟགས་མཚན་གྱི་གནས་ཡིན། སྨན་ཐོ་མི་དགོས་པའི་

སྨན་གྱི་གསལ་བཤད་ཡི་གེ་དང་སྨན་ཐུམ་ཡང་ཁ་དོག་རྒྱང་མར་དམར་ཚོག ཁ་དོག་རྒྱང་མར་དམར་དུས། སྨན་གྱི་ཁྱད་པར་འབྱེད་ཆེད་སྨན་ཐོ་མི་དགོས་པའི་སྨན་གྱི་རྟགས་མཚན་གྱི་གཤམ་དུ"ཀ་བའི་རིགས"སམ"ཁ་བའི་རིགས"ཞེས་འབྲི་དགོས།

གཉིས་པ། སྨན་སྦྱོར་རིག་པ་དང་སྨན་རྫས་ཀྱི་རྨང་གཞིའི་ཤེས་བྱ།

གཅིག སྨན་སྦྱོར་རིག་པའི་རྨང་གཞིའི་ཤེས་བྱ།

(གཅིག)སྨན་གྱི་འབྱུང་ཁུངས།

ང་ཚོས་བསྟེན་བཞིན་པའི་སྨན་གྱི་འབྱུང་ཁུངས་ལ་གཉིས་ཡོད་དེ། གཅིག་ནི་རང་བྱུང་ཁམས་ནས་ཐོན་པའི་རང་བྱུང་སྨན་རྫས་ཏེ། དེ་ནི་ང་ཚོར་ཆ་རྒྱུས་ཡོད་པའི་ཀྲུང་སྨན་རེད། དེ་ལས་གཙོ་བོ་ནི་རྩི་ཤིང་གི་རིགས་དང་གཞན་གཏེར་རྫས་དང་སྲོག་ཆགས་ཀྱི་རིགས་སུ་གྱུར་པའི་སྨན་ཀྲུང་ཡོད། གཉིས་ནི་མིས་སྡེབ་བཟོ་བྱས་པའི་སྨན་ཏེ་རྫས་འགྱུར་སྨན(ནུབ་སྨན)ཟེར་ལ། འགའ་ཞས་ནི་སྐྱེ་དངོས་བཟོ་འགོད་སྨན་དང་སྐྱེ་དངོས་རྫས་འགྱུར་སྨན་ཡིན།

(གཉིས) སྨན་རྫས་ཀྱི་རྫས་འགྱུར་གྲུབ་ཆ་དང་བསྟེན་ཐབས། སྡེབ་ཚུལ། སྡེབ་ཚད་དང་བསྟེན་ཐེངས།

1. སྨན་རྫས་ཀྱི་རྫས་འགྱུར་གྲུབ་ཆ། སྨན་རྫས་ཀྱི་རྫས་འགྱུར་གྲུབ་ཆ་ནི་སྨན་རྫས་སུ་འདུས་པའི་རྫས་འགྱུར་དངོས་པོ་ལ་གོ། སྨན་རྫས་ཁོང་དུ་བསྟེན་རྗེས་སྨན་བཅོས་ཀྱི་ནུས་པ་ཐོན་པའམ་ལོག་གནོན་འབྱུང་བ་ཚང་མ་སྨན་གྱི་རྫས་འགྱུར་གྲུབ་ཆས་ནུས་པ་ཐོན་པའི་མཇུག་འབྲས་ཡིན། རྫས་འགྱུར་སྨན་རྫས་ཀྱི་རྒྱུ་ཆ་ནི་རྫས་རྐྱང་བ་ཡིན་ལ་རྩི་ཤིང་རིགས་གཙོ་བོ་ཡིན་པའི་ཀྲུང་སྨན་གྱི་གྲུབ་ཆ་ནི་ཧ་ཅང་མང་ལ་རྙོག་འཛིང་ཆེ་བས། སྨན་དེ་རིགས་ནི་གྲུབ་ཆ་སྣ་འདུས་ཀྱི་སྨན་ཞིག་ཡིན་ཞེས་བཤད་ཀྱང་ཆོག ཀྲུང་སྨན་གྱི་བྱེད་ནུས་ནི་དེའི་ནང་གི་ཕན་འབྲས་ལེགས་པའི་གྲུབ་ཆ་དེས་ཐོན་པ་ཡིན།

2.བསྟེན་ཐབས། དེ་ནི་སྨན་ཇི་ལྟར་བསྟེན་པའི་ཐབས་ལ་

གོ་བ་ཡིན། སྨན་གྱི་བསྟེན་ཐབས་ལ་གཙོ་བོ་ཁོང་བསྟེན་དང་སྨན་ཁབ་རྒྱག་པ། ལུས་ཀྱི་ཆ་ཤས་ལ་དམིགས་པའི་བསྟེན་ཐབས་བཅས་ཡོད།

(1) ཁོང་བསྟེན། སྨན་རྫས་ཁོང་དུ་བསྟེན་རྗེས་ཕོ་རྒྱ་མ་ལག་གིས་འཇུ་ལེན་བྱས་ཏེ་ཕན་ནུས་ཐོན་པའམ་ཡང་ན་ཕོ་རྒྱུ་ནས་ལུས་ཏེ་ཕོ་རྒྱུའི་ནད་ལ་ཕན་པ་ཡིན། ཁོང་བསྟེན་ནི་ཆེས་སྟབས་བདེ་ཞིང་བདེ་འཇགས་ཡིན་པའི་བསྟེན་ཐབས་ཤིག་ཡིན་ལ་ཆེས་རྒྱུན་སྤྱོད་ཀྱི་བསྟེན་ཐབས་ཤིག་ཀྱང་ཡིན། OTCསྨན་རྫས་མང་ཆེ་བ་ནི་ཁོང་བསྟེན་སྨན་ཡིན།

(2) སྨན་ཁབ་རྒྱག་པ། བསྟེན་ཐབས་དེ་ནི་གལ་ཆེ་བའི་ཐབས་ཤིག་ཡིན་ལ། གཙོ་བོ་སྐྱི་མོའི་འོག་དང་ཤ་གསེང་། སྡོད་

ཅ། ཙ་ཐྲན་སོགས་བསྟེན་ས་བསྟེན་ཐབས་འགའ་ཤས་ཡོད། སྨན་ཁབ་རྒྱག་དུས་དེའི་བྱེད་ནུས་དང་སྨན་ཁབ། རྒྱག་ཐབས། མཁོ་ཆས་སོགས་ཀྱི་ཕྱོགས་ནས་ཚ་རྐྱེན་ངེས་ཅན་འདང་དགོས་ལ་ཉེན་ཁ་ཡང་ཡོད། དེ་བས་དེ་ནིOTCསྨན་རྫས་ཀྱི་རྒྱུན་སྤྱོད་བསྟེན་ཐབས་ཤིག་མིན། (ཤན་གླིང་རྒྱུ་དམིགས་བསལ་ཡིན)

(3)ལུས་ཀྱི་ཆ་ཤས་ལ་དམིགས་པའི་བསྟེན་ཐབས།

ལུས་ཀྱི་ཆ་ཤས་ལ་ནད་འགྱུར་བྱུང་བར་དམིགས་ནས་སྨན་གཏོང་བ་དེ་ལ་གོ། དཔེར་ན་བསྐུ་བ་དང་བྱུགས་པ། གླན་པ། བཀྲུ་བ། གཏིག་པ་སོགས་ཡོད། དེ་ནིOTCསྨན་རྫས་ཀྱི་བསྟེན་ཐབས་གཞན་ཞིག་ཡིན། གཞན་ད་དུང་བཤལ་སྦྱོང་།

རྫབ་བ། འཇོག་པ། ལྟེ་འོག་ཏུ་སྨུར་བ། གཞང་སྒོ་ནས་བསྐྱེན་པ། གཅིན་ལམ་ནས་བསྐྱེན་པ་སོགས་ཡོད་པ་དེ་དག་ཀྱང་ལུས་ཀྱི་ཆ་ཤས་ལ་དམིགས་པའི་བསྐྱེན་ཐབས་ཡིན། འོན་ཀྱང་མང་ཆེ་བ་ནི་འཇུ་ལེན་དང་ཆ་ཤས་བསྐྱེན་ཐབས་ཉིས་འཛོམས་ཡིན་པ་རེད།

3.སྡེབ་ཚུལ། དེ་ནི་གསོ་བཅོས་ཀྱི་དགོས་མཁོར་གཞིགས་ནས་ཉར་ཚགས་དང་སྤྱོད་བདེ་བར་སྒྱུར་བཟོ་བྱས་ཟིན་པའི་སྨན་ལ་བྱ། དེ་ལ་ནང་གསེས་ཀྱི་དབྱེ་བ་བཅུ་གྲངས་ཤིག་ཡོད། OTCསྨན་རྫས་ཀྱི་རྒྱུན་སྤྱོད་སྡེབ་ཚུལ་ལ་སྲ་མོའི་རིགས་དང་སླ་མོའི་རིགས། བཤེར་གཟུགས་ཀྱི་རིགས་བཅས་ཡོད། སྲ་མོའི་རིགས་ལ་དཔེར་ན་རིལ་བུ་དང་ཧྲེས་སམ། ཕྱེ་

མའི་རིགས་སོགས་དང་སྣི་མོའི་རིགས་ལ་ཁན་ཙ་དང་ལྦེ་གུའི་རིགས་སོགས། བཤེར་གཟུགས་ཀྱི་རིགས་ལ་འཕྲང་བྱེད་དང་བཀྲུ་བྱེད་སོགས་ཡོད།

4.སྟེབ་ཚད། སྨན་བཙོས་ཀྱི་ནུས་པ་ཐོན་པར་དགོས་པའི་སྨན་གྱི་སྦྱོར་ཚད་ལ་གོ། སྤྱིར་བཏང་དུ་མི་དར་མའི་ཐེངས་གཅིག་ལ་སྤྱོད་པའི་ཚད་དེ་ལ་ཟེར་བ་ཡིན། ཚད་དེ་ལས་ཉུང་ན་སྨན་བཙོས་ཀྱི་ཕན་ནུས་ཐོན་མི་ཐུབ་ཀྱང་སྲིད། ཚད་དེ་ལས་བརྒལ་ན་སྨན་ལོག་དང་དུག་ཐོག་པའི་སྣང་ཚུལ་འབྱུང་སྲིད། དེ་ལ"དུག་ཐོག་སྟེབ་ཚད"ཀྱང་ཟེར། དུག་ཚབས་ཆེན་ཐོག་སྟེ་ཤི་སོང་ན"འཆི་བའི་སྟེབ་ཚད"ཟེར། སྨན་འགའ་ཞིས་ལ་ཉིན་གཅིག་གི་སྦྱོར་ཚད་ལས་བཤད་མེད། དེ་ཡང་ཉིན་གཅིག་ལ་

ཐེངས་གཅིག་བསྟེན་པ་ཡིན། སྨན་གྱི་སྡེབ་ཚད་དམ་སྤྱོར་ཚད་ནི་ཚན་རིག་ཞིབ་འཇུག་བྱས་ནས་ཐག་བཅད་པ་ཡིན་པས་ཚད་ལས་བརྒལ་མི་རུང་། OTCསྨན་རྫས་ཀྱི་སྤྱོར་ཚད་ལ་ཚད་གཞི་ཡོད་པས་སྨན་བསྟེན་དུས་གསལ་བཤད་ལྟར་བསྟེན་དགོས།

5.སྨན་བསྟེན་ཐེངས། སྨན་བསྟེན་རྗེས་པན་འབྲས་ཐོན་ལ་ལོག་གནོན་ཀྱང་མི་འབྱུང་བའི་ཆེད་སྨན་བསྟེན་པའི་དུས་ཚོད་དང་བསྟེན་ཐེངས་ལ་གཟབ་དགོས། མང་ཆེ་བ་ནི་ཉིན་རེར་ཐེངས་གསུམ་ཡིན། དེ་ནི་ཉིན་གཅིག་གི་ཆུ་ཚོད24ལྟར་བརྩི་བ་ལས་ཟས་ཐུན་གསུམ་ལྟར་རྩིས་པ་མིན། དུས་ཚོད་ཀྱིས་ཆུ་ཚོད8རེའི་ནང་དུ་ཐེངས་རེ་བསྟེན་ན་བཟང་སྟེ་དེ་ལྟར་བྱས་ན་

ཁྲག་གི་ནང་ནས་སྨན་གྱི་གར་ཚད་སྙོམས་པོར་གནས་ཐུབ། སྨན་ཐུན་བར་གྱི་དུས་ཚོད་རིང་ཐུང་ནི་ལུས་ཀྱི་སྨན་འཛུ་ལེན་བྱས་པའི་མགྱོགས་ཚད་ཀྱིས་ཐག་གཅོད་པ་ཡིན། སྨན་ཁ་ཤས་ཁོག་ནས་ཞུ་བ་མགྱོགས་པས་སྨན་ཐུན་བར་གྱི་དུས་ཚོད་ཀྱང་ཐུང་བ་ཡིན། སྨན་བསྟེན་ཐེངས་ཀྱང་མང་བ་ཡིན། དཔེར་ན་ཉིན་རེར་ཐེངས4རེ་བསྟེན་པ་ལྟ་བུ། སྨན་ཁ་ཤས་ཞུ་བ་དལ་བས་ཉིན་རེར་ཐེངས་གཅིག་ནས་གཉིས་དང་ཡང་ན་དེ་ལས་ཉུང་བ་བསྟེན་པ་ཡིན། བད་ཀན་རང་བཞིན་གྱི་ནད་གཞི་ཁ་ཤས་ལ་སྨན་ཡུན་རིང་དུ་བསྟེན་དགོས་པས་སྨན་རོ་གསོག་ནས་དུག་ཕོག་ངེས་པས་མཉམ་འཇོག་དགོས་ལ། སྨན་གྱི་སྡེབ་ཚད་དང་བསྟེན་ཡུན་ཚང་མ་གསལ་བཤད་དང་བསྟུན་དགོས།

སྨན་གྱི་ངོ་བོ་དང་ཁྱད་ཆོས། གསོ་བཅོས་ཀྱི་དགོས་མཁོ་བཅས་ལ་གཞིགས་ནས་སྨན་ཁ་ཤས་ཤོག་སྟོང་དུ་བསྟེན་དགོས་ལ་ཁ་ཤས་ཟས་རྗེས་བསྟེན་དགོས། ཁ་ཤས་ཉལ་དུ་བསྟེན་དགོས། སྨན་ཁ་ཤས་ལྟད་ནས་བསྟེན་པ་དང་ཁ་ཤས་ལྟད་མི་དགོས། བསྟེན་ཐབས་དེ་དག་ཚང་མ་གསལ་བཤད་ཡི་གེར་གསལ་བོར་འཁོད་ཡོད།

(གསུམ)སྨན་གྱི་ཤོག་ནང་གི་འགྱུར་བ།

སྨན་ཤོང་དུ་བསྟེན་རྗེས་ཤོག་གི་དོན་སྙོད་སོགས་བརྒྱུད་ནས་ནུས་པ་ཐོན་པ་ཡིན། དུས་མཚུངས་སུ་དོན་སྙོད་སོགས་ཀྱིས་ཀྱང་སྨན་གྱི་དྭངས་སྙིགས་འབྱེད་པ་ཡིན། གོ་རིམ་དེ་ཏ་

ཅན་རྟོག་འཛིན་ཆེ་ཡང་དོན་དུ་ཕྱོགས་གཉིས་སུ་དབྱེ་ཆོག་སྟེ། གཅིག་ནི་སྐད་ཕོང་དུ་བསྟེན་རྗེས་གནས་ཡུལ་རབས་དང་རིམ་པ་བརྒྱུད་དགོས་ཏེ་དྭངས་མ་འཇུ་ལེན་དང་གང་སར་ཁྱབ་པ། སྙིགས་མ་འདོར་བ་བཅས་ཡིན། གཉིས་ནི་སྐད་ཕོང་དུ་བསྟེན་རྗེས་རྣམ་འགྱུར་འགྱུར་ལྡོག་བྱུང་སྟེ་རྣམ་གསར་བར་འགྱུར་བ་སྟེ། སྐད་གཞན་འགྱུར་དང་བརྗེ་ཚབ་བྱུང་བ། སྐད་ཀྱི་ཕོང་དུ་བསྟེན་རྗེས་ཀྱི་གནས་ཡུལ་གྱི་འགྱུར་བ་དང་རྣམ་ཀྱི་འགྱུར་བ་འབྱུང་བ་དེ་ནི་སྐད་ཀྱི་ཕོག་ནང་གི་འགྱུར་བ་ཡོངས་རྫོགས་ཡིན། འགྱུར་བ་དེ་གཉིས་ནི་ཟུང་འབྲེལ་དང་དུས་མཉམ་དུ་འབྱུང་བ་ཡིན། སྐད་ཀྱི་ཕོག་ནང་གི་འགྱུར་བ་རྟོགས་ན་སྐད་རི་ལྟར་བསྟེན་ཚུལ་རྟོགས་པ་ལ་ཡང་ཕན་དོན་ཆེ།

1.སྨན་གྱི་འཇུ་ལེན། འཇུ་བྱེད་མ་ལག་ནས་སྐྱེ་དངོས་སྐྱི་མོ་བརྒྱུད་ན་སྨན་ད་གཙོད་ཁྲག་རྒྱུན་དུ་སིམ་ཐུབ། གོ་རིམ་དེ་ལ་སྨན་གྱི་འཇུ་ལེན་བྱ། མིའི་ལུས་ཕུང་གི་སྐྱི་དངོས་སྐྱི་མོ་ནི་བྱེད་ནུས་རྙོག་འཛིང་ཅན་གྱི་ཚོལ་གཟུགས་སྐྱི་མོ་ཞིག་ཡིན་ལ་མིའི་དོན་སྡོད་སོགས་སུ་གནས། དེའི་སྟེང་ན་ཡང་སྨན་གྱི་རྫས་དང་ལེན་དང་རྫས་ཀྱི་ངོ་བོ་བསྒྱུར་བ། རྫས་ཀྱི་ནུས་པ་སྐྱེལ་བ་སོགས་ཀྱི་ནུས་པ་ཐོན་པའི་རྫས་ལྡན་པས། སྨན་རྫས་ནི་དེར་བརྒྱུད་ནས་འགྱུར་བ་སྣ་ཚོགས་འབྱུང་བ་ཡིན། སྨན་ཁྲག་རྒྱུན་དུ་སིམ་པའི་མང་ཉུང་དང་མྱུར་ཚད་མི་འདྲ་བས་ལུས་ཕུང་གིས་སྨན་འཇུ་ལེན་བྱས་པའི་ཚད་ཀྱང་མི་འདྲ། སྨན་སྦྱོར་རིག་པར"སྐྱེ་དངོས་ཀྱི་བེད་སྤྱོད་ཚད"ཅེས་པར་བརྗེན་ནས་སྨན་

འཇུ་ལེན་གྱི་ཚད་གཞལ་གྱིན་ཡོད་ལ། སྨན་འཇུ་ལེན་བྱས་པའི་བརྒྱ་ཆའི་ཆ་ཡིས་སྐྱེ་དངོས་ཀྱི་བེད་སྤྱོད་ཚད་མཚོན་གྱིན་ཡོད། བརྒྱ་ཆའི་ཆ་ཇི་ལྟར་མཐོ་ན་སྨན་གང་དེའི་སྐྱེ་དངོས་ཀྱི་བདེ་སྤྱོད་ཚད་ཀྱང་མཐོ་བ་ཡིན།

2.སྨན་གྱི་ཁྱབ་ཚུལ། སྨན་འཇུ་ལེན་བྱས་རྗེས་སྐྱེ་ཁམས་ཀྱི་བཀག་རྒྱ་སྣ་ཚོགས་བརྒྱུད་ནས་ཁྲག་རྒྱུན་ལ་རྒྱུ་ཞིང་དོན་སྙོད་སོགས་སུ་སིམ་པའི་བརྒྱུད་རིམ་དེར་སྨན་གྱི་ཁྱབ་ཚུལ་ཟེར། སྨན་མང་ཆེ་བའི་ཁྱབ་ཚུལ་ནི་ཆ་སྙོམས་ཡིན། དེ་ཡང་གཙོ་བོ་སྨན་དང་ཁྲག་གི་སྤྲི་དཀར་འདྲེས་ཚད་དང་དོན་སྙོད་ཀྱི་ཁྲག་རྒྱུགས་ཚད། སྨན་དང་དོན་སྙོད་ཀྱི་ཉེ་འདུས་ནུས་པ། བུལ་སྐྱུར་ཚད་སོགས་ཀྱི་ཤན་ཤུགས་ཐེབས་པས་ཡིན།

སྨན་གྱི་ཁྱབ་ཚུལ་གྱིས་སྨན་ཁོག་ནས་ཞི་བའི་མྱུར་ཚད་ལ་རྐྱེན་བྱེད་པ་མ་ཟད་སྨན་གྱི་ནུས་པ་ཐོན་པའི་མྱུར་ཚད་དང་དྲག་ཚད། དུས་ཡུན་སོགས་ལ་ཡང་རྐྱེན་བྱེད་པ་ཡིན། སྨན་འོས་འཚམ་གྱིས་སྦྱོད་པ་ལ་རྒྱུན་ཤེས་དེ་དག་གིས་གྲོགས་བྱེད་པ་ཡིན།

(1)སྨན་དང་ཁྲག་གི་སྤྲི་དཀར་འདྲེས་པ། སྨན་མང་ཆེ་བ་ཁྲག་གི་སྤྲི་དཀར་དང་འདྲེས་པས་ཁག་རྒྱུན་ནས་གནས་སྐབས་ཙམ་ལ་སྦྱོད་སྲིད། འབྲུམས་གྲེས་ཅན་གྱི་སྨན་ཙུང་ཤས་ཤིག་ད་གཟོད་ནད་གཞིར་འཕྲད་ནས་སྨན་ནུས་ཐོན་སྲིད། སྨན་གྱི་སྤྲི་དཀར་འདྲེས་པ་ཅན་དང་འབྲུམས་གྲེས་ཅན་ནི་དོ་མཉམ་དུ་གནས། སྤྲི་དཀར་འདྲེས་ཚད་མཐོ་བའི་སྨན་གྱི་ཞི་ཚད་དལ་ལ་

ནུས་པ་ཐོན་པའི་དུས་ཚོད་རིང་བས་སྨན་བསྟེན་མཚམས་ཀྱི་དུས་ཚོད་ཀྱང་ཐུང་རིང་བ་ཡིན།

(2)དོན་སྟོད་ཀྱི་ཁྲག་རྒྱུགས་ཚད། དོན་སྟོད་ལས་མཆིན་པའི་ཁྲག་རྒྱུགས་ཚད་ནི་ཆེས་མང་བ་ཡིན། དེའི་འཕྲོར་མཁལ་མ་དང་གློད་པ། སྙིང་བཅས་ཡིན། དེ་དག་གི་ཁྲག་རྒྱུགས་ཚད་ཆེ་བས། སྨན་འཇུ་ལེན་བྱས་རྗེས་དོན་སྟོད་ཀྱི་གར་ཚད་མགྱོགས་མྱུར་དང་ཇེ་མཐོར་འགྲོ་བ་ཡིན། ཚིལ་གྱི་ཁྲག་རྒྱུགས་ཚད་ཆུང་ན་ཡང་རྒྱ་ཁྱོན་དང་ལྗིད་ཚད་མཐོ་བས་དེ་ནི་ཚིལ་ཞུ་ཅན་གྱི་སྨན་གྱི་མཛོད་ཅིག་རེད་ཅེས་བཤད་ཆོག

(3) ཁོག་ནང་གི་བཀག་རྒྱ། ཁྲག་རྒྱུན་དང་གློད་ཁྲིམ་གྱི་བར་དུ་རྫས་རིགས་ཞིག་ཁྲག་ནས་གློད་པར་རྒྱུ་བ་འགོག་པའི་

ཁྲག་གླུད་བཀག་རྒྱ་ཟེར་བ་ཞིག་ཡོད། དཀྱིལ་གཞུང་དབང་རྩའི་མ་ལག་གི་ནང་གི་དོ་མཉམ་རྒྱུན་སྐྱོང་ལ་ཕན་ནུས་ཆེན་པོ་ལྡན།

མའི་ཁྲག་དང་མངལ་ནང་གི་བྱིས་པའི་ཁྲག་སོ་སོར་ཕྱེས་པའི་བཀག་རྒྱ་དེ་ལ་བུ་རོགས་བཀག་རྒྱ་ཟེར། ཚོལ་ཞི་ནུས་པ་ཆུང་ལ་གྲིས་འབྱེད་ཅན་དང་ཚ་རྫུལ་ཆེ་བོའི་སྨན་བུ་རོགས་བཀག་རྒྱ་ལས་ཐར་དཀའ་ཡང་། སྨན་ཁ་ཤས་ཤིག་བུ་རོགས་བརྒྱུད་ནས་བྱིས་པའི་ཁྲག་རྒྱུན་དུ་འགྲོ་ཐུབ་པས། དེས་མངལ་ནང་གི་བྱིས་པར་དུག་ཕོག་སྐྱེ་ཡ་མ་བརླ་རུ་འགྱུར་ངེས། དེའི་རིགས་སྨྲུམ་མས་བསྟེན་མི་རུང་།

3.སྨན་གྱི་བརྗེ་ཚབ། དེ་ལ་སྨན་གྱི་སྐྱེ་དངོས་གཞན་

འགྱུར་ཡང་ཟེར་ཏེ། དོན་ནི་སྨན་རྫས་ཁོང་དུ་བསྟེན་རྗེས་བྱུང་བའི་རྫས་འགྱུར་འགྱུར་ལྡོག་ལ་བྱའོ། ། སྨན་མང་ཆེ་བ་མཆིན་པ་ནས་རྒྱབས་ཀྱི་རྐྱེན་ལ་བརྟེན་ནས་རྫས་འགྱུར་འགྱུར་བ་རབས་དང་རིམ་པ་བྱུང་ནས། སྨན་གྱི་གནོད་མའི་གྲུབ་ཚུལ་ལ་འགྱུར་ལྡོག་བྱུང་སྟེ་རྫས་གསར་བ་ཞིག་འབྱུང་བ་དེ་ལ་བརྗེ་ཆབ་ཐོན་རྫས་ཟེར་ལ། མཁལ་མ་ནས་ཕྱིར་འདོར་བདེ་བ་ཞིག་ཏུ་ཡང་བཟོས་ཡོད་པས་སྨན་གྱི་བརྗེ་ཆབ་ཀྱང་འབྱུང་བ་ཡིན། བརྗེ་ཆབ་ཐོན་རྫས་ཀྱི་ནུས་པ་གནོད་མའི་རྫས་ཀྱི་ནུས་པ་ལས་ཆུང་། འགའ་ཞས་ལ་ནུས་པ་རྩ་བ་ནས་མེད་པའང་ཡོད། སྨན་རྫས་གཅིག་ལ་བརྗེ་ཆབ་ཐོན་རྫས་གཅིག་ནས་མང་དུ་ཡོད་ཚོག

(1) ཐོག་མའི་འགྱུར་བ། སྨན་པོ་རྒྱུ་ནས་འཇུ་ལེན་བྱས་རྗེས་མཚིན་པའི་རྩ་ཆེན་ནས་མཚིན་པར་བརྒྱུད་ཅིང་། སྨན་རྫས་འགའ་ཞིག་རྒྱུ་རྩི་དང་མཚིན་པ་བརྒྱུད་དུས་བརྗེ་ཚབ་འབྱུང་སླ་བས་ནུས་པའང་ཤོར་འགྲོ། ཐེངས་དང་པོར་མཚིན་པ་བརྒྱུད་དུས་མང་ཆེ་བ་ལ་གཏོར་བརླག་ཐེབས་ཏེ་ཕན་ནུས་ལྡན་པའི་གྲུབ་ཆ་ཁྲག་རྒྱུན་དུ་སིམ་ཚད་ཇེ་ཉུང་དུ་འགྲོ་བ་དང་། སྨན་ནུས་ཀྱང་ཇེ་ཆུང་དུ་འགྲོ་བ་རེད། སྣང་ཚུལ་དེའི་རིགས་ལ་ཐོག་མའི་འགྱུར་བ་ཟེར།

(2)སྨན་བཅུད་ཉམས་པའི་དུས། སྨན་རྫས་ཀྱི་ཕྱེད་ཀ་ཁོག་ནས་ཞི་བ་ལ་མགོ་བའི་དུས་ཚོད་ལ་གོ སྤྱིར་བཏང་དུ་བརྗེ་ཚབ་མགྱོགས་པ་དང་འདོར་ཚད་མགྱོགས་པའི་སྨན་གྱི་

བཅུད་ཉམས་པའི་དུས་ཀྱང་ཐུང་བ་ཡིན། འོན་ཀྱང་བརྗེ་ཚབ་དང་འདོར་ཚད་དལ་བའི་སྨན་གྱི་བཅུད་ཉམས་པའི་དུས་རིང་བ་ཡིན། སྨན་བསྟེན་མཚམས་ཀྱི་དུས་ཚོད་ཀྱང་སྨན་བཅུད་ཉམས་པའི་དུས་ཀྱི་རིང་ཐུང་ལ་བརྟེན་ནས་ཐག་གཅོད་པ་ཡིན། སྨན་གཅིག་ཡིན་ན་ཡང་སོ་སོའི་ལུས་ཕུང་གི་ཆ་རྐྱེན་མི་འདྲ་བའི་དབང་གིས་སོ་སོའི་སྨན་བཅུད་ཉམས་པའི་དུས་ནི་མི་འདྲ། མཁལ་ནུས་མི་བཟང་བའི་མི་དང་མི་རྒན་པའི་སྨན་བཅུད་ཉམས་པའི་དུས་ནི་བདེ་ཐང་དང་ན་གཞོན་པའི་མི་ལས་རིང་བ་ཡིན། དེ་བས་སྨན་དུག་ཐོག་པ་འགོག་ཆེད། སྨན་གྱི་སྤྱིབ་ཚད་དང་བསྟེན་ཐེངས། བསྟེན་ཡུན་སོགས་ངེས་པར་གཏན་ཁེལ་ལྟར་བསྟེན་དགོས།

4.སྨན་གྱི་ཕྱིར་འདོར། སྨན་ཁོག་ཏུ་བསྟེན་རྗེས་འཛུ་ལེན་དང་ཁྱབ་པ། བརྗེ་ཚབ་བཅས་བྱུང་ནས་མཐར་རྒྱུ་ལམ་མི་འདྲ་བ་ནས་ཕྱིར་འདོར་བ་ཡིན། ཡལ་སླ་བའི་སྨན་དང་རླངས་གཟུགས་ཡིན་ན་དབུགས་ལམ་ནས་ཕྱིར་འདོར་ཆོག་ལ་དེ་ལྟ་མིན་ན་གཙོ་བོ་མཁལ་མ་ནས་འདོར་བ་ཡིན།

(1)མཁལ་མ་ནས་འདོར་བ། མཁལ་མ་ནི་སྨན་ཕྱིར་འདོར་བའི་དབང་པོ་གཙོ་བོ་ཡིན། མཁལ་ནུས་མི་བཟང་བ་དང་གཅིན་ཉུང་བ། ཡང་ན་གཅིན་མེད་དུས་མཁལ་མའི་ཕྱིར་འདོར་ནུས་པ་ཇེ་ཞན་དུ་འགྲོ་བས། ངེས་པར་སྨན་གྱི་བསྟེན་ཚད་དང་བསྟེན་གྲངས་ཇེ་ཉུང་དུ་གཏོང་དགོས། སྨན་ཡུན་རིང་དུ་བསྟེན་པའམ་ཡང་ན་མཁལ་མཆིན་ལ་དུག་ཡོག་པའི་སྨན་བསྟེན་དུས་

ངེས་པར་མཆིན་ནུས་བཟང་མིན་ལ་བརྟག་དགོས། སྦྱིར་བཏང་དུ་བུལ་གཞིས་ཅན་གྱི་སྨན་རྫས་སྐྱུར་གཞིས་ཅན་གྱི་གཅིན་ལམ་ནས་འདོར་སླ་ལ། སྐྱུར་གཞིས་ཅན་གྱི་སྨན་རྫས་བུལ་གཞིས་ཅན་གྱི་གཅིན་ལམ་ནས་དོར་བ་ཡང་མང་། སྨན་ཁ་ཤས་གཅིན་ལམ་ཞུ་མི་ཐུབ་པར་འགག་སླ། དེར་ཆུ་མང་དུ་འཐུང་སྟེ་གཅིན་འདང་ཚད་ཅིག་གསོག་སྟེ་ཕྱིར་འདོར་དགོས།

(2) མས་པ་ནས་འདོར་བ། སྨན་མང་ཤས་མཆིན་པ་ནས་མཁྲིས་པར་འགྲོ་བ་དང་མཁྲིས་ཁུ་དང་མཉམ་དུ་རྒྱུ་མར་བརྒྱུད་ནས་བ་ཤང་ལམ་ནས་འདོར་བ་ཡིན། མཉམ་འཛོག་དགོས་པ་ཞིག་ནི་སྨན་ཁ་ཤས་རྒྱུ་མར་དོར་རྗེས་ཡང་བསྐྱར་མཆིན་པས་འཇུ་ལེན་བྱས་ནས། མཆིན་རྒྱུ་འཁོར་རྒྱུག་ཆགས་ཤིང་སྨན་

ནུས་ཐོན་པའི་དུས་ཚོད་ཇེ་རིང་དུ་སོང་ཡོད།

(3) ཁ་མ་ནས་འདྲེན་པ། སྨན་ཁ་ཤས་ཁ་མ་ནས་ཕྱིར་འདོར་བ་ཡིན་པས། ཕྱིས་པར་སྨན་རྫས་ཀྱི་གནོད་པ་མི་ཡོང་ཆེད། ཕྱིས་པར་ནུ་མ་ལྡུད་ཀྱིན་པའི་བུད་མེད་ཚོས་མཉམ་འཛོག་བྱེད་དགོས།

(4)འདྲེན་ལམ་གཞན་པ། སྨན་རྫས་ད་དུང་རྒྱུ་རྩི་དང་ཁ་རྒྱུ། མིག་རྒྱུ། རྨ་ལ་རྒྱུ་སོགས་ནས་འདྲེན་པ་ཡིན།

སྨན་གྱི་བརྗེ་ཚབ་དང་ཕྱིར་འདྲེན་གྱིས་སྨན་གྱི་ནུས་པ་ཐོན་པའི་ཚད་དང་དུས་ཚོད་ཐག་གཅོད་ཀྱིན་ཡོད། སྨན་གྱི་བརྗེ་ཚབ་ནི་མཆིན་པ་དང་མཁལ་མའི་ནུས་པ་ལ་འབྲེལ་བ་དམ་པོ་ཡོད། མཆིན་ནུས་མི་བཟང་བའི་མིས་མཆིན་པའི་བརྗེ་

ཚབ་བྱེད་པའི་སྨན་རྫས་ལ་མཉམ་འཇོག་དགོས་ལ། མཁལ་ནུས་མི་བཟང་བའི་མི་ས་མཁལ་མ་ནས་འདོར་བའི་སྨན་བསྟེན་པ་ལ་མཉམ་འཇོག་དགོས། བྱིས་པའི་མཆིན་པ་དང་མཁལ་མའི་ནུས་པ་སྨིན་མེད་པས་སྨན་བསྟེན་དུས་གཞན་ལས་ལྷག་པར་མཉམ་འཇོག་བྱེད་དགོས།

གཉིས། སྨན་རྫས་ཀྱི་རྨང་གཞིའི་ཤེས་བྱ།

(གཅིག)སྨན་རྫས་ཀྱི་མིང་།

སྨན་རྫས་ཀྱི་མིང་ཉག་པའམ་ཡང་ན་སྨན་མིང་དང་སྨན་གྱི་བྱེད་ནུས་རིགས་བསྲེས་ནས་ནོར་འཁྲུལ་འབྱུང་བ་སོགས་ཀྱིས་སྨན་བསྟེན་པ་ལ་དཀའ་ངལ་བཟོ་སྲིད་པ་དང་། དོན་རྐྱེན་འབྱུང་སླ་བ་ཡིན།

1.སྨན་གྱི་ཀུན་སྤྱོད་མིང་། དེ་ལ་ཁྲིམས་ཀྱིས་གཏན་ཁེལ་བྱས་པའི་སྨང་མིང་ཡང་ཟེར་ཏེ། རྒྱལ་ཁབ་ཀྱི་ཚད་གཞི་དང་མཐུན་པའི་སྨན་གྱི་མིང་ལ་གོ རང་རྒྱལ་གྱི་ཚུལ་མཐུན་ཚོང་རར་བཀྲམ་པའི་སྨང་ཚང་མ་དེའི་ཁོངས་སུ་གཏོགས་པས།

སྨན་དེ་དག་ཚང་མར་ཀུན་སྤྱོད་དམ་ཐུན་མོང་དུ་སྤྱོད་པའི་མིང་ཞིག་ཡོད།

2.སྨན་གྱི་ཚོང་རྫས་མིང་། རྒྱལ་ཁབ་ཟས་སྨན་དོ་དམ་ཅུས་ཀྱིས་ཆོག་མཆན་གནང་ཞིང་སྨན་རྫས་ཁེ་ལས་ཀྱིས་ཐོན་སྐྱེད་བྱས་པའི་སྨན་གྱི་མིང་ལ་གོ། གཏན་ཁེལ་བྱས་པ་ལྟར་ན་རྫས་འགྱུར་གྲུབ་ཚུལ་གསར་བ་དང་གྲུབ་ཆ་གསར་བའི་སྨན་རྫས། དེ་མིན་འདྲེས་སྦྱོར་དངོས་རྫས་ཀྱི་ཆེད་དབང་ཡོད་པའི་སྨན་རྫས་ལས་གཞན་པ་ཚང་མར་ཚོང་རྫས་ཀྱི་མིང་བེད་སྤྱོད་བྱེད་མི་ཆོག

(གཉིས) སྨན་རྫས་ཀྱི་ཚོག་མཆན་ཡིག་རྟགས།

སྨན་རྫས་ཀྱི་ཚོག་མཆན་ཡིག་རྟགས་ནི་སྨན་རྫས་ཐོན་སྐྱེད་ཁྲིམས་དང་མཐུན་པའི་མཚོན་རྟགས་ཡིན། རང་རྒྱལ་<<ཀྲུང་ཧྭ་མི་དམངས་སྤྱི་མཐུན་རྒྱལ་ཁབ་ཀྱི་སྨན་རྫས་དོ་དམ་བཅའ་ཁྲིམས>>སུ་སྨན་རྫས་ཐོན་སྐྱེད་བྱས་ན"ངེས་པར་དུ་རྒྱལ་སྲིད་སྤྱི་ཁྱབ་ཁང་སྨན་རྫས་དོ་དམ་སྡེ་ཁག་གི་ཚོག་མཆན་དགོས་པ་མ་ཟད་ཚོག་མཆན་ཡིག་རྟགས་ཀྱང་དགོས"ཞེས་གཏན་ཁེལ་བྱས་ཡོད།

(གསུམ)སྨན་རྫུན་མ་དང་སྨན་སྨྱུས་ཞན།

སྨན་རྫས་ལ་ཚད་དང་མཐུན་མིན་ལས་རིམ་པ་དཀར་རྒྱུ་མེད། འོན་ཀྱང་སྨན་རྫས་ལ་དངོས་མ་དང་རྫུན་མ། སྨྱུས་ཞན་གྱི་ཁྱད་པར་ཡོད།

1. སྨན་རྫུན་མ། <<ཀྲུང་ཧྭ་མི་དམངས་སྤྱི་མཐུན་རྒྱལ་ཁབ་སྨན་རྫས་དོ་དམ་བཅའ་ཁྲིམས>>ལས་སྨན་རྫུན་མ་ཐོན་སྐྱེད་དང་སྤེལ་བཟོ། ཕྱིར་ཚོང་བྱ་མི་ཆོག་པ་གཏན་ཁེལ་བྱས་ཡོད། དེ་ཡང་གཤམ་གྱི་གནས་ཚུལ་གང་རུང་དང་མཐུན་ཚེ་སྨན་རྫུན་མ་ཡིན་ཏེ། སྨན་གྱི་གྲུབ་ཆ་རྒྱལ་ཁབ་ཀྱི་ཚད་གཞི་དང་མི་མཐུན་པ། སྨན་མིན་པའི་དངོས་པོ་གཞན་པས་སྨན་གྱི་ཚབ་བྱས་པ། གཤམ་གྱི་གནས་ཚུལ་གང་རུང་ཡོད་ཚེ་སྨན་

རྫུན་མ་ལྟར་ཐག་གཅོད་དགོས་ཏེ། རྒྱལ་ཁབ་སྨན་རྫས་དོ་དམ་ཏུས་ཀྱིས་གཏན་འགོག་བྱས་པ་དང་། ཚོག་མཚན་དགོས་ཀྱང་ཐོབ་མེད་པར་ཐོན་སྐྱེད་དང་ནང་འདྲེན་བྱས་པ། ཡང་ན་ཞིབ་བཤེར་བྱེད་དགོས་ཀྱང་བྱེད་མེད་པར་ཕྱིར་འཚོང་བྱེད་པ། སྨན་གྱི་ངོ་བོ་འགྱུར་འདུག་པ། སྦགས་བཙོག་ཐེབས་འདུག་པ། ཚོག་མཚན་ཡིག་རྟགས་དགོས་ཀྱང་ཐོབ་མེད་པའི་རྒྱུ་ཆས་བཟོས་པ། སྨན་གྱི་ནུས་པ་དང་བྱེད་ལས་གསལ་བཤད་བྱེད་པ་གཏན་ཁེལ་ལས་བརྒལ་བ། གནས་ཚུལ་དེ་དག་གི་གང་རུང་དང་མཐུན་ཚེ་སྨན་རྫུན་མ་ལྟར་ཐག་གཅད་ཚོག

2. སྨན་སྐྱུས་ཞན། རྒྱལ་ཁབ་ཀྱིས་སྐྱུས་ཀ་ཞན་པའི་སྨན་ཐོན་སྐྱེད་དང་ཕྱིར་འཚོང་བྱེད་མི་ཆོག་པར་གཏན་ཁེལ་བྱས་

ཡོད། སྨན་རྫས་ཀྱི་གྲུབ་ཆ་རྒྱལ་ཁབ་ཀྱི་ཚད་གཞི་དང་མི་མཐུན་ན་སྨན་སྦྱུས་ཞན་དུ་བརྩི་ཆོག གཤམ་གྱི་དོན་ཚན་གང་རུང་དང་མཐུན་ཚེ་སྨན་སྦྱུས་ཞན་ལྟར་ཐག་གཅོད་ཆོག་སྟེ། སྨན་ནུས་ཁག་ཐེག་གི་དུས་ཡུན་བཀོད་མེད་པའམ་ཡང་ན་བསྒྱུར་ཡོད་པ། ཐོན་སྐྱེད་ཆོག་མཆན་གྱི་ཡིག་རྟགས་མེད་པའམ་བསྒྱུར་ཡོད་པ། སྨན་ནུས་ཁག་ཐེག་གི་དུས་ཡུན་ལས་འགྲངས་པ། སྨན་ཐུམ་དང་སྨན་སྣོད་ལ་ཆོག་མཆན་བཀོད་མེད་པ། ཁ་དོག་འཛིན་བྱེད་ཀྱི་རྫས་དང་རུལ་འགོག་རྫས། དྲི་ཞིམ་རྫས། རོ་སྣོམས་རྫས་སོགས་གང་དགར་སྦྱོར་པ། སྨན་རྫས་ཀྱི་ཚད་གཞི་དང་མི་མཐུན་པའི་གནད་དོན་གཞན་དག་བཅས་ཡིན།

3. ཁྲིམས་འགན། སྨན་རྫུན་མ་དང་སྨན་སྐྱུས་ཞན་པོ་ཐོན་སྐྱེད་དང་ཕྱིར་འཚོང་བྱེད་པ་ནི་ཁྲིམས་འགལ་གྱི་བྱ་སྤྱོད་ཅིག་ཡིན་པས་དེ་ལ་ཁྲིམས་ཀྱི་ཆད་པ་ནན་མོ་ཐོག་ཐག་ཆོད་ཡིན། ཁྲིམས་འགལ་གྱིས་སྨན་ཐོན་སྐྱེད་དང་ཕྱིར་འཚོང་བྱེད་པ། ཡང་ན་ཁྲིམས་འགལ་གྱིས་ཡོང་སྒོ་བླངས་པ་ཡིན་ན་གཞུང་བཞེས་བྱེད་པ་མ་ཟད་ལྷུབ་འགྱུར་གྱིས་ཆད་པ་གཅོད་པ་ཡིན། ཚོག་མཚན་ཡིག་ཆ་ཡོད་ན་མེད་པར་བཟོ་བ་དང་ཁེ་ལས་ཀྱི་ཐོན་སྐྱེད་བྱེད་མཚམས་འཇོག་པ་དང་སྒོ་རྒྱག་པ། བྱུས་ཉེས་ཚབས་ཆེ་ན་ཐོན་སྐྱེད་བདག་གཉེར་དང་སྨན་སྤེལ་བཟོ་ཡི་དབང་ཡིག་མེད་པར་བཟོ་བ་མ་ཟད། ཉེས་པ་བཟོས་ཡོད་ན་ཉེན་དོན་ཁྲིམས་ཆད་ཐོག་པ་ཡིན།

4. མི་ཚང་མར་སྨན་རྫུན་མ་དང་སྐྱུས་ཞན་ཐེར་འདོན་

གོང་ཞུའི་འོས་འགན་ཡོད། སྨན་རྫུན་མ་དང་སྨན་སྐྱུས་ཞན་བཟོ་ཚོང་བྱེད་པ་ནི་མཛད་སྤྱོད་པའི་ཁེ་དབང་ལ་གནོད་པ་གཏོང་ཞིང་། མཛད་སྤྱོད་པའི་བདེ་ཐང་དང་ཚེ་སྲོག་ལ་གནོད་པ་གཏོང་བའི་ཁྲིམས་འགལ་གྱི་བྱ་སྤྱོད་ཅིག་ཡིན། བྱ་སྤྱོད་དེ་རིགས་ཀྱི་ཤུགས་རྐྱེན་ཧ་ཅང་ངན་པས་རྒྱལ་ཁབ་ཀྱིས་དེ་ལ་ཆོལ་རྒྱང་དྲག་པོ་གཏོང་གིན་ཡོད། དུས་ཐོག་ཏུ་ཉེས་དོན་ཐག་གཅོད་དང་མང་ཚོགས་ཀྱི་བདེ་ཐང་དང་ཚེ་སྲོག་ལ་སྲུང་སྐྱོང་བྱ་ཆེད། མང་ཚོགས་ཀྱིས་དེ་འདྲའི་གནད་དོན་མཐོང་ཚེ་སྨན་རྫས་དོ་དམ་ཅུས་དང་བཟོ་ཚོང་ཅུས། སྤྱི་བདེ་ཅུས་བཅས་ལ་ཐེར་འདོན་གོང་ཞུ་བྱེད་དགོས།

གསུམ་པ། སྨན་རྫས་ཀྱི་བདེ་འཛུགས་དང་

སྨན་ཚུལ་མཐུན་དུ་སྤྱོད་པའི་རྒྱུན་ཤེས།

སྨན་ནི་ནད་གཞི་སྔོན་འགོག་དང་དངོས་འཛིན། གསོ་བཅོས་བཅས་བྱེད་པའི་དངོས་པོ་གལ་ཆེན་ཞིག་ཡིན། གནའ་ནས་ད་བར་དུ་སྨན་གྱིས་མི་རྣམས་ཀྱི་སྡུག་བསྔལ་དང་ན་ཟུག་སེལ་ནས། འཚོ་བ་ཇི་ལེགས་སུ་གཏོང་བ་དང་ཚེ་སྲོག་ཡུན་གནས་ལ་ནུས་པ་གལ་ཆེན་ཐོན་ཡོད། འོན་ཀྱང་བྱ་དངོས་གང་དང་གང་ལ་ཡང་དགེ་སྐྱོན་གྱི་ཆ་གཉིས་སུ་མཆིས་ཏེ། སྨན་ལ་མཚོན་ན་ཡང་དེས་ལུས་ཀྱི་ནད་གཞི་འཛོམས་ཀྱང་མ་འཕྲོད་ན་

ནད་བསྐྱེད་པ་དང་ཚེ་སྲོག་གི་ཉེན་ཁ་ཡང་འབྱུང་སྲིད། "འཐུང་ཤེས་ན་སྨན་དང་མ་ཤེས་ན་དུག་ཡིན"ཞེས་པ་ལྟར་སྨན་བསྟེན་དུས་གཟབ་གཟབ་བྱེད་དགོས། རྒྱལ་ཁབ་ཀྱིས་བསྒྲགས་པའི་སྨན་ཐོ་མི་དགོས་པའི་སྨན་གདམ་གསེས་བྱེད་དུས་དེའི་བདེ་འཇགས་ཀྱི་ཚད་གཞི་ནི་གཙོ་བོར་བཟུང་ཡོད། མ་ཟད་སྨན་གྱི་བྱེད་ནུས་དང་བསྟེན་ཐབས་བསྟེན་ཚད། མཉམ་འཛོམ་བྱ་ཡུལ། ལོག་གནོད་སོགས་ཕྱོགས་གང་ཐད་ནས་གཟབ་ནན་བྱས་ཏེ་སྨན་གྱི་བདེ་འཇགས་ལ་ཁག་ཐེག་བྱས་ཡོད། འོན་ཀྱང་དེ་ཡང་ལྟོས་བཅོས་ཀྱིས་བཤད་པ་ཙམ་ལས་ཡོངས་ཁྱབ་མིན་ཏེ། ད་དུང་ཡང་མི་རྣམས་ཀྱི་ཚན་རིག་རིག་གནས་ཀྱི་ཚུ་ཚད་མཐོར་འདེགས་དང་། སྨན་གྱི་བདེ་འཇགས་དང་ཚུལ་དང་མཐུན་པར་

སྨན་བསྟེན་པའི་ཤེས་བྱ་བསམ་གསམ་ནས་ཏེ་སྨན་གྱི་གནོད་པ་ནུས་ཚོད་ཀྱིས་ཇི་དམའ་རུ་གཏོང་དགོས། དེ་ལྟར་བྱས་ན་ད་གཟོདOTCསྨན་རྫས་ཀྱིས་སྤྱར་ལས་ལྷག་པའི་སློ་ནས་མི་དམངས་ལ་ཞབས་འདེགས་ཞུ་ཐུབ།

གཅིག སྨན་གྱི་གནོད་པ་ཚབས་ཆེ།

(གཅིག)སྨན་གྱི་གནོད་པའི་དོན་རྐྱེན་དང་སྨན་གྱིས་བསྐྱེད་པའི་ནད་གཞི།

སྨན་གྱི་དུག་ནུས་ལ་ང་ཚོའི་མེས་པོ་རྣམས་ཀྱིས་རྒྱུས་ལོན་ཟབ་མོ་བྱས་ཡོད་པ་མ་ཟད་ཉམས་མྱོང་ཡང་མང་པོ་

བསགས་ཡོད། སྨན་གྱི་གནོད་པ་ནི་མིའི་རིགས་ཀྱིས་སྨན་ལ་ངོས་འཛིན་དང་སྨན་བེད་སྤྱོད་གཏོང་ཐུབ་པ་ནས་ཡོད་པ་ཞིག་རེད། མི་ལོ་གང་མང་གི་ལོ་རྒྱུས་བརྒྱུད་རིམ་ཁྲོད་དུ་མི་རྣམས་ཀྱིས་ཉམས་མྱོང་གི་སྡོམ་ཚིག་ཀྱང་མང་དུ་བཞག་སྟེ་ད་ལྟའི་བར་དུ་ང་ཚོའི་སྨན་བསྟེན་དུས་ཀྱི་བདེ་འཇགས་ལ་མཛུབ་སྟོན་གནང་ཡོད། ཉེ་རབས་ལོ་རྒྱུས་སྟེང་དུ་ཡང་རྒྱལ་ཁབ་ཕྱི་ནང་ཀུན་ཏུ་སྨན་གྱི་གནོད་པ་ཚབས་ཆེན་བྱུང་བའི་དཔེ་གསོན་པོ་དུ་མ་སྟོན་དུ་ཡོད། དེ་ལས་ཆེས་ཚབས་ཆེ་བ་ནི་སྦྲུམ་མའི་སྟོང་སྐྱུག་གི་ནད་བཅོ་བའི་སྨན་གྱི་དོན་རྐྱེན་དེ་རེད།

1957ནས1962ལོའི་བར་དུ་ཡོ་རོབ་དང་འཛར་པན་ནས་སྨན་དེ་རྒྱ་ཆེར་སྤྱད། སྨན་དེས་ཕན་ནུས་མངོན་གསལ་དུ་ཐོན་

ཀྱང་མཐར་ཡ་མ་བརྟའི་བྲིས་པ8000ལྷག་བྱུང་བ་རེད། དེ་མིན་ད་དུང་དཔེ་འདྲེན་རྒྱུ་མང་དུ་ཡོད་པ་མ་ཟད་བྲིས་པའི་ཁ་ལ་བསྟེན་རྒྱུའི་འོ་མའི་ནང་དུ་རྫས་ངན་པ་བསྲེས་པའི་དོན་རྐྱེན་ཀྱང་བྱུང་བ་རེད། ད་སྐབས་སྨན་གྱིས་མིའི་རིགས་ལ་གནོད་པ་སྐྱེལ་བའི་གནད་དོན་དེ་ནི་རྒྱལ་སྤྱིའི་རང་བཞིན་གྱི་གནད་དོན་ཞིག་ཏུ་གྱུར་ཡོད་ལ། སྨན་གྱི་གནོད་པས་བསྐྱེད་པའི་ནད་གཞི་ནི་མིའི་ཚེ་སྲོག་ལ་གནོད་པའི་རྒྱུ་རྐྱེན་གཙོ་བོ་ཞིག་ཏུ་གྱུར་ཡོད། ཨ་མེ་རི་ཁར་སྨན་གྱིས་བསྐྱེད་པའི་ནད་གཞི་ནི་སྙིང་ནད་དང་འབྲས་ནད། གློ་ནད། འབམ་ནད་བཅས་ཀྱི་འགྲོའི་མིའི་སྲོག་ལ་གནོད་པའི་ནད་གཞི་ཨང་ལྔ་བ་རེད། དེས་ལོ་རེར་པལ་ཆེར་མི་ཁྲི10ལྷག་གི་ཚེ་སྲོག་འཕྲོག་གིན་ཡོད། གོང་གི་དངོས་དོན་

དག་ལས་སྨན་གྱི་གནོད་པ་ནི་རང་དགར་གཏོང་མི་རུང་བའི་གནད་དོན་ཚབས་ཆེན་ཞིག་ཡིན་པ་ཤེས་ཐུབ།

སྨན་གྱིས་བསྐྱེད་པའི་ནད་ནི་སྨན་བསྟེན་པའི་སྐབས་སུ་སྨན་རང་སྟེང་གི་ནུས་པའམ་ཡང་ན་སྨན་ཕན་ཚུན་ལ་ནུས་པ་ཐེབས་ཏེ་མིའི་ལུས་པོར་གནོད་པའི་ནད་རྟགས་སྣ་ཚོགས་མངོན་པ་དེ་ལ་ཟེར། ནད་ཐོག་གི་ལྟ་རྟོག་དང་ཞིབ་འཇུག་གི་རྒྱུ་ཆ་ལས་ར་སྤྲོད་བྱུང་བ་ལྟར་ན། སྨན་གྱིས་ནད་གཞི་རིགས100ལྷག་བསྐྱེད་ནུས་ཤིང་ལ་ལས་ད་དུང་ཚེ་སྲོག་ལ་གནོད་པ་རེད།

(གཉིས)སྨན་གྱིས་བསྐྱེད་པའི་ནད་ཀྱི་འབྱུང་རྐྱེན།

1. ནད་པའི་ཕྱོགས་ཀྱི་རྒྱུ་རྐྱེན།

(1) ན་སོ། ན་སོ་ནི་ནད་དེ་རིགས་བྱུང་བའི་རྒྱུ་རྐྱེན་གཙོ་བོ་ཞིག་ཡིན། ཁྱེའུ་ཡི་དབང་པོ་འཚར་ལོངས་འབྱུང་བཞིན་པའི་སྐབས་ཡིན་པས་ད་དུང་སྨིན་མེད། དཔེར་ན་མཆིན་པའི་དུག་སེལ་གྱི་ནུས་པ་དང་མཁལ་མའི་ཕྱིར་འདོར་གྱི་ནུས་པ་ཞན་པ་དང་། མཆིན་རྩབས་མ་ལག་དང་ཀླད་ཁྲག་གི་བཀག་རྒྱ་སོགས་ད་དུང་སྨིན་མེད་པས་སྨན་གྱི་ལོག་གནོད་འབྱུང་སླ་བ་ཡིན། མི་རྒན་པའི་མཁལ་མཆིན་གྱི་ནུས་པ་རྗེ་ཞན་དུ་སོང་

ཡོད་པས་རང་བཞིན་གྱིས་མཆིན་པའི་དུག་སེལ་ནུས་པ་དང་མཁལ་མའི་ཕྱིར་འདོར་ནུས་པ་ཇེ་ཞན་དུ་སོང་ཡོད། དེ་བས་སྨན་གྱི་ལོག་གནོད་འབྱུང་ཚད་དར་མ་དང་གཞོན་པ་ལས་མཐོ། གཞན་ད་དུང་མི་རྒན་པའི་དབང་པོ་ཚང་མ་རྒས་ཆེ་སྨན་ཁ་ཤས་ཀྱི་ནུས་པ་དང་ལེན་བྱེད་མི་ཐུབ་པ་དེ་ཡང་རྒྱུ་རྐྱེན་ཞིག་ཡིན།

(2) ཕོ་མོ། བུད་མེད་ལ་སྨན་གྱི་ལོག་གནོད་འབྱུང་ཚད་སྐྱེས་པ་ལས་མཐོ་སྟེ། རྒྱུ་མཚན་ནི་ཕོ་མོའི་སྐྱེ་ཁམས་ཆགས་ཚུལ་དང་ནུས་ཁམས་མི་འདྲ་བས་ཡིན། དཔེར་ན་བུད་མེད་ལ་ཟླ་མཚན་འབབ་པ་དང་མངལ་སྦྲུམ་པའི་དུས་བཤལ་སྨན་དང་སྐྲན་འཇོམས་ཀྱི་སྨན་མི་འཕྲོད་པར་ཁྲག་བཞུར་བ་དང་མངལ་

ཤོར་བ། བཙའ་སྐྱ་བ་སོགས་འབྱུང་བ་ཡིན།

(3) རྒྱུད་པའི་རྐྱེན་དང་ཚོར་ལྷག་འབྱུང་བ། རྒྱུད་པ་ནི་སོ་སོའི་ལུས་ཕུང་ལ་ཁྱད་པར་འབྱུང་བའི་རྒྱུ་གཙོ་བོ་ཞིག་ཡིན། རྒྱུད་པ་མི་འདྲ་བས་སྨན་ལ་འཕྲོད་མིན་གྱི་ཁྱད་པར་ཀྱང་ཧ་ཅང་ཆེ། ནད་པ་ཁ་ཤས་སྨན་ལ་ཚོར་བ་ཧ་ཅང་དྲག་པོ་ལྡན། སྨན་གྱི་ཚད་འདྲ་ཡང་ནད་པ་གཞན་ལས་ལྷག་པའི་ཚོར་བ་དྲག་པོ་འབྱུང་བ་ཡིན། དེ་ལས་གཞན་ནད་པ་ཅུང་ཤས་སྨན་འགའ་ཤས་ལ་ཚོར་བ་ལོག་འགྱུར་འབྱུང་བ་ཡིན། དེ་ལ་ཚོར་ལོག་ཀྱང་ཟེར། དེ་ནི་རིམས་འགོག་ནུས་པ་གཞན་འགྱུར་ལས་བྱུང་བ་ཡིན། སྲིན་འགོག་སྨན་དང་གཉན་གཅོག་ཟུག་འཇོམས་ཀྱི་སྨན། འགོག་སྨན་སོགས་ནི་རིམས་འགོག་གཞན་འགྱུར་བསྐྱེད་པའི་

སྨན་ཡིན།

(4) ནད་གཞི། ནད་གཞི་ཁ་ཤས་ཀྱིས་སྨན་གྱི་བྱེད་ནུས་སམ་ཡང་ན་སྨན་གྱི་བརྟེ་ཚབ་གོ་རིམ་བསྒྱུར་སྲིད། མཁལ་མཆིན་ན་བའི་ནད་པའི་མཁལ་མཆིན་གྱི་ནུས་པ་ཇེ་ཞན་དུ་སོང་ཡོད་པས། སྨན་བརྟེ་ཚབ་དང་འདོར་བའི་ནུས་པ་ཡང་ཞན་ལ། ཁྲག་རྒྱུན་གྱི་སྨན་གྱི་གར་ཚད་ཇེ་མཐོར་འགྲོ་སྲིད། དེས་སྨན་གྱི་ལོག་གནོན་ཀྱང་འབྱུང་སླ་བ་ཡིན།

2.སྨན་གྱི་རྒྱུ་རྐྱེན།

(1) སྨན་རང་སྙེད་གི་ནུས་པ། སྨན་མང་པོ་ཞིག་ཁོང་དུ་བསྟེན་རྗེས་ལུས་ལ་གནོད་པའི་སྣང་ཚུལ་འབྱུང་བ་ཡིན། ཚད་ལྡན་གྱི་སྨན་ཚུལ་མཐུན་དུ་བསྟེན་རྗེས་གསོ་བཅོས་ཀྱི་

དམིགས་ཡུལ་དང་འགལ་བའི་སྣང་ཚུལ་བྱུང་ན་དེ་ལ་སྨན་གྱི་མི་འགྲོད་པའི་གནས་ཟེར། སྨན་གྱི་མི་འགྲོད་པའི་གནས་ནི་སྨན་རྫས་རང་སྟེང་གི་གནད་དོན་ཞིག་ཡིན། སྨན་སྦྱོར་བཟོ་བྱེད་དུས་སྨན་གྱི་མི་འགྲོད་པའི་གནས་དག་མཛད་སྤྱོད་པའི་ཡིད་གཟབ་བྱེད་པའི་ཆེད་དུ་སྨན་ཐུམ་གྱི་སྟེང་ན་གསལ་བཤད་བྱས་ཡོད། འོན་ཀྱང་སྨན་གྱི་མི་འགྲོད་པའི་གནས་ཁ་ཤས་ནི་ད་དུང་མ་རྟོགས་པར་ལུས་ཡོད་པས་མི་རྣམས་ཀྱིས་ཡུན་རིང་བེད་སྤྱོད་བྱས་རྗེས་ད་གཟོད་རྟོགས་པ་ཡིན། མི་འགྲོད་པའི་གནས་ཐ་དག་གསལ་པོར་རྟོགས་རྗེས་སྨན་གྱི་གསལ་བཤད་ཡི་གེར་བཀོད་དེ། མི་རྣམས་ལ་གསལ་འདེབས་བྱེད་དགོས་པ་ཡིན།

སྨན་གྱི་བྱེད་ནུས་ཁ་ཤས་ནི་སྨན་གང་དེའི་གསོ་བྱའི་དམིགས་གཞི་ལས་འགོངས་ཡོད་དེ། དེ་དག་སྨན་གྱི་གསོ་བཅོས་དམིགས་གཞི་ལ་འབྲེལ་བ་མེད། དེ་ལ་སྨན་གྱི་ལོག་གནོན་ཟེར། སྨན་གྱི་བྱེད་ནུས་ཁ་ཤས་ཀྱིས་ནད་པའི་སྐྱེ་ཁམས་དང་ནུས་པ། ཕུང་གྲུབ་སོགས་ལ་ནད་འགྱུར་བྱུང་སྟེ་ལུས་ཀྱི་མ་ལག་ལ་གནོད་པ་བྱེད་པ་ཡིན། བྱེད་ནུས་དེ་དག་ལ་སྨན་དུག་ནུས་པ་ཟེར། སྨན་ཁ་ཤས་ཡུན་རིང་དུ་བསྟེན་རྗེས་འགྱུར་བ་གཞན་པ་འབྱུང་བ་ཡིན། དཔེར་ན་སྲིན་འགོག་རྒྱུ་ཡུན་རིང་བསྟེན་ན་རྒྱུ་མའི་སྲིན་ཚོགས་འཁྲུགས་པ་དང་བསྐྱར་དུ་རེད་སྲིད། དེ་ལ་བསྐྱུར་འབྱུང་སྣང་ཚུལ་ཡང་ཟེར། སྨན་གྱི་ཁ་ཤས་ཀྱི་གནོད་པ་དེ་ལས་ཀྱང་ཆབས་ཆེ། སྣང་ཚུལ་དེ་

དགOTCསྨན་གྱི་ཁྲོད་ནས་སྤྱིར་བཏང་དུ་མི་འབྱུང་ཡང་མཛད་སྤྱོད་པ་དག་གིས་ཤེས་ན་བཟང་། དཔེར་ན་སྨན་ཁ་ཤས་ཀྱིས་འབྲས་ནད་བསྐྱེད་པ་དང་ཁ་ཤས་ཀྱིས་བྱིས་པ་ཡ་མ་བརླ་སྐྱེས་སུ་འཇུག་པ་སོགས། སྨན་ལ་ལས་ལྷན་སྐྱེས་ཀྱི་རྒྱུད་པ་རང་བཞིན་གྱི་ནད་བསྐྱེད་པ། དུས་རབས20ཡི་ལོ་རབས70ནས80ཡི་བར་དུ་བྱུང་བའི་དབྱི་ཧྲེས་སྟིན་བུ་མོའི་དོན་རྐྱེན་ལྟ་བུ་རེད། དེ་ནི་ཏག་ཏག་ཨ་མས་དབྱི་ཧྲེས་སྟིན་བསྟེན་རྗེས་བུ་མོར་མཚན་མའི་རྨེན་སྐྲན་ངན་པ་བྱུང་བ་རེད། དེ་དང་དེ་ལྟ་བུའི་ཉམས་མྱོང་ཟབ་མོས་ང་ཚོར་སྨན་གྱིས་རྒྱུད་པ་ལ་ཤུགས་རྐྱེན་ཐེབས་པའི་གནད་དོན་ལ་མཉམ་འཇོག་དགོས་པར་བསྟན་ཡོད།

(2) སྨན་ཕན་ཚུན་ལ་ནུས་པ་ཐེབས་པ། སྨན་རིགས་གཉིས་སམ་རིགས་མང་པོ་མཉམ་དུ་བསྟེན་པ་དང་ཡང་ན་སྔ་ཕྱིར་བསྟེན་རྗེས་འགྱུར་ལྡོག་སྣ་ཚོགས་བྱུང་བ་དེ་ལ་ཟེར། དེ་ནི་ཧ་ཅང་གལ་ཆེ་ལ་རྙོག་འཛིང་ཅན་ཞིག་གནད་ཅིག་རེད། དེ་ལ་སྨན་དང་སྨན་འཕྲད་པ། སྨན་དང་ཟས་འཕྲད་པ་སོགས་ཡོད་ལ། དེ་དག་ཀྱང་ཕན་ཚུན་འཕྲད་དེ་དངོས་ལུགས་དང་རྫས་འགྱུར་འགྱུར་བ་ཙམ་བྱུང་བ་ཁོ་ན་མིན་པར། གཙོ་བོ་ནི་སྐྱེ་ཁམས་ཀྱི་ནུས་པ་ལ་འགྱུར་བ་འབྱུང་བ་དེ་ཡིན། ཁ་ཤས་ནི་ལུས་ལ་ཕན་པའི་འགྱུར་བ་ཡིན། དེང་རབས་སྨན་གྱི་ཁྲིད་ཆོས་གཙོ་བོ་ཞིག་ནི་སྨན་མང་པོ་དུས་གཅིག་ཏུ་བསྟེན་པ་དེ་རེད་ཀྱང་། ཁྲིད་ཆོས་དེ་དང་མཉམ་དུ་སྨན་གྱིས་མི་འཕྲོད་པའི་སྣང་

ཚུལ་དང་ཐ་ན་ནད་པའི་ཞི་ཚད་ཀྱང་མངོན་གསལ་གྱིས་ཇེ་མཐོར་སོང་ཡོད་པས། "ནད་པ་མང་པོ་ནི་ནད་ཀྱིས་འཆི་བ་མིན་པར་སྨན་གྱིས་འཆི་བ་རེད"ཟེར་བར་ཡང་གནས་ལུགས་མེད་པ་ཞིག་མ་རེད། སྨན་ཕན་ཚུན་ལ་ཐེབས་པའི་བྱེད་ནུས་ནི་ཕན་འབྲས་ཀྱི་བཟང་ངན་སྟེང་ནས་ཤེས་ཐུབ་ལ། སྨན་གྱི་འཛུལ་ཁོན་དང་ཁྲབ་ཚུལ། བརྗེ་ཚབ་དང་ཕྱིར་འདོར་སོགས་ཀྱི་སྟེང་ནས་ཀྱང་ཤེས་ཐུབ། དེ་མིན་སྨན་དུག་དང་ལོག་གནོན་ཀྱི་དྲག་ཞན་སོགས་ཀྱང་ཤེས་ཐུབ། སྨན་ཚུལ་མཐུན་དུ་བསྲེས་ན་ཕན་འབྲས་ཐོན་པ་མ་ཟད་སྨན་དུག་དང་ལོག་གནོན་ཀྱང་ཇེ་ཆུང་དུ་གཏོང་ཐུབ། དེ་མིན་ན་གནོད་པ་འབྱུང་བ་ལས་འོས་མེད།

(3) སྦྱིབ་བཟོའི་རྒྱུ་རྐྱེན། སྨན་བདེ་འཛགས་ཡིན་མིན་ནི་

དེའི་གྲུབ་ཆ་དང་འགྱུར་གྱིས་ཕྱོན་དངོས་ལ་འབྲེལ་བ་ཡོད་པ་མ་ཟད། སྦེབ་བཟོ་ལ་མཁོ་བའི་དངོས་རྫས་ལ་ཡང་འབྲེལ་བ་དམ་པོ་ཡོད། མི་འཕྲོད་པའི་གནས་ཁ་ཤས་ནི་སྦེབ་བཟོའི་རྣམ་པ་བཟོ་བྱེད་དང་ཁ་དོག་བསྒྱུར་བྱེད། བརྟན་པོར་གཏོང་བྱེད་སོགས་ཀྱི་དངོས་རྫས་ཀྱིས་བསྐྱེད་པ་རེད།

(4) བསྟེན་ཐབས་མི་འགྲིག་པ། སྨན་བསྟེན་ཚད་མང་བ་དང་བསྟེན་ཡུན་རིང་བ། བསྟེན་ཐབས་མ་འགྲིག་པ། ཡང་དང་བསྐྱར་དུ་བསྟེན་པ། སྨན་མང་པོ་མཉམ་དུ་བསྲེས་མ་ཤེས་པ་སོགས་དང་། ད་དུང་དུས་ཡུན་འགོར་ཟིན་པའི་སྨན་བསྟེན་ན་སྨན་རྫུན་མ་དང་སྤུས་ཞན་བསྟེན་པ་ལས་ཆབས་ཆེ་བ་མ་ཟད་ཚེ་སྲོག་ལ་གནོད་པའང་ཡོད།

(གསུམ) སྨན་གྱིས་བསྐྱེད་པའི་ནད་འགོག་ཐབས།

1.སྨན་གྱིས་བསྐྱེད་པའི་ནད་འགོག་པ།

སྨན་གྱིས་བསྐྱེད་པའི་ནད་སྔོན་འགོག་བྱེད་ན་ཐོག་མར་དེའི་ཉེན་ཚབས་རང་བཞིན་རྟོགས་དགོས་ཤིང་དེ་ནས་སྨན་གྱི་བདེ་འཇགས་ལ་ངོས་ཟིན་ཟབ་མོ་ཡོད་དགོས། OTCསྨན་རྫས་ཀྱི་བདེ་འཇགས་ཚད་བཟང་ཡང་གནོད་པ་རྩ་བ་ནས་མེད་པ་མིན། སྨན་གྱི་བདེ་འཇགས་ལ་ངོས་ཟིན་ལེགས་པོ་ཡོད་ན་སྨན་གྱིས་བསྐྱེད་པའི་ནད་འགོག་པ་ལ་ཕན་པ་ཆེ། གཉིས་ནས་

རྒྱལ་ཁབ་ཀྱིས་སྨན་གྱི་བདེ་འཇགས་ལ་ལྟ་སྐྱུལ་དོ་དམ་བྱེད་པའི་སྒྲིག་ཁྲིམས་དམ་པོ་འཛུགས་དགོས། སྨན་གྱི་ཞིབ་འཇུག་ནས་ཐོན་སྐྱེད། བདག་གཉེར་དང་བེད་སྤྱོད་བཅས་ཀྱི་གོ་རིམ་ཡོངས་ལ་ལྟ་སྐྱུལ་དོ་དམ་ལེགས་པོ་བྱེད་དགོས། ཚོང་རར་བཀྲམ་ཟིན་པའི་སྨན་རྫས་ལ་གོ་རིམ་ཡོད་པའི་སྒོ་ནས་བསྐྱར་དུ་གདེང་འཇོག་བྱས་ཏེ། ཕན་འབྲས་གསལ་པོ་མེད་པའམ་སྨན་དུག་ལོག་གནོན་ཆེ་བའི་སྨན་དག་འགོག་པ། གསུམ་ནས་སྨན་བདེ་འཇགས་སུ་སྤྱོད་པའི་ཆུ་ཚད་རྗེ་མཐོར་གཏོང་དགོས། འཕྲོད་བསྟེན་མི་སྣའི་ཆུ་ཚད་རྗེ་མཐོར་གཏོང་དགོས། ལྷག་པར་དུ་སྨན་པའི་ཆུ་ཚད་རྗེ་མཐོར་གཏོང་རྒྱུ་དེ་སྨན་གྱིས་བསྐྱེད་པའི་ནད་གཞི་འགོག་པ་ལ་ཧ་ཅང་གལ་ཆེ། མང་ཚོགས་ཀྱིས་

སྨན་བདེ་འཇགས་སུ་སྤྱོད་པའི་ཚུ་ཚད་ཇི་ལྟར་ཇེ་མཐོར་གཏོང་དགོས་ཞེ་ན། གཤམ་གྱི་དོན་ཚན་འགའ་ནས་མགོ་རྩོམ་ཆོག་སྟེ། (1)རང་ཉིད་ཀྱི་གནས་ཚུལ་ལ་རྒྱུས་ལོན་ཡོད་དགོས། དཔེར་ན་ན་ཟླ་མཚན་དང་སྦྲུམ་མ། ཁྱིམ་པ་བཅས་པ། ཁྱིས་པར་ཐུ་མ་སྣུན་པ་སོགས་ཡིན་མིན་དང་། རང་ཉིད་ལ་སྐྱོན་ཚད་སྨན་མི་འགྲོད་པའི་གནས་བྱུང་ཡོད་མེད། མཁལ་མཆིན་གྱི་ནུས་པ་བཟང་མིན་སོགས་ལྟ་བུ། (2)སྨན་ལ་རྒྱུས་ལོན་ཡོད་དགོས། དཔེར་ནOTCསྨན་རྫས་ཀྱི་གསལ་བཤད་ཡི་གེ་གསལ་པོར་བཀླགས་ཏེ་རང་ཉིད་ཀྱི་ནད་ལ་འགྲོད་མིན་ཤེས་དགོས་པ་དང་། སྨན་གྱི་མི་འགྲོད་པའི་གནས་དག་ལ་རྒྱུས་ལོན་བྱེད་པ། གཟབ་བྱ་ལ་མཉམ་འཇོག་བྱས་ཏེ་སྨན་གང་རུང་དང་སྟེབ་མི་རུང་བ་

སོགས་ཡིན། (3) སྨན་བསྟེན་རྗེས་ཀྱི་འགྱུར་ལྡོག་ལ་བརྟག་སྟེ་སྨན་མི་འཕྲོད་པའི་རྟགས་མངོན་ཚེ་མྱུར་དུ་སྨན་བསྟེན་མཚམས་འཇོག་དགོས། གལ་ཏེ་གསལ་བཤད་ཡི་གེའི་ནང་དུ་ལུས་ཀྱི་དབང་པོ་གནོད་པ་ཡོད་ཚུལ་བཀོད་ཡོད་ན་ལྷག་ཏུ་བསྟེན་ཚད་དང་བསྟེན་ཡུན་ཚད་ལས་བརྒལ་མི་རུང་བར་གཟབ་དགོས།

2.སྨན་གྱིས་བསྐྲུན་པའི་ནད་གཞིའི་གསོ་བཅོས།

སྨན་གྱིས་བསྐྲུན་པའི་ནད་གཞི་གསོ་བ་ལ་ཐོག་མར་ནད་བསྐྲུན་པའི་སྨན་དེ་བསྟེན་མཚམས་འཇོག་དགོས། བསྟེན་མཚམས་བཞག་རྗེས་ནད་ཀྱང་རང་བཞིན་གྱིས་སེལ་འགྲོ། འོན་ཀྱང་ནད་ཁ་ཤས་དོན་སྣོད་ལ་ཟུག་ཡོད་པས་སྨན་བསྟེན་

མཚམས་བཞག་ཀྱང་སྐྱུར་དུ་མི་སེལ། ཁ་ཤས་སེལ་ཐབས་མེད་པའི་ཚད་དུ་འང་ལྷུང་སྲིད། ནད་དེ་ལྟ་བུར་དེ་དང་ཆ་འདྲ་བའི་ནད་ཀྱི་གསོ་ཚུལ་བསྟེན་དགོས། གཉིས་ནས་ཁོང་དུ་བསྟེན་མ་ཐག་པའི་སྨན་གྱིས་ནད་བསྐྱེད་པ་ཡིན་ན་སྐྱུར་དུ་ཕྱིར་འདོར་དུ་འཇུག་དགོས་ཏེ། དེ་ཡང་སྐྱུགས་དང་བཤལ། བཀྲུ། སྦྱོང་སོགས་ལ་བརྟེན་ནས་འདོར་དགོས། གསུམ་ནས་སྨན་གྱི་ནུས་པ་འཛོམས་པའི་སྨན་སྦྱད་ནས་ནད་མགོ་གནོན་པ། བཞི་ནས་ནད་ལ་བརྟག་ནས་སྨན་བསྟེན་པ། དཔེར་ན་སྐྱི་མོ་ལ་ཚོར་ལྷག་བྱུང་ན་ཚོར་ལྷག་འགོག་པའི་སྨན་བསྟེན་པ་དང་ཚ་བཀྲུབ་ན་ཚ་གཅོག་པའི་སྨན་བསྟེན་པ་ལྟ་བུ་སོགས་རེད།

གཉིས། བྱིས་པའི་སྨན་བསྟེན་ཚུལ།

བྱིས་པའི་འཚར་ལོངས་ཀྱི་གོ་རིམ་ལ་སྐྱེས་མ་ཐག་པའི་དུས་དང་ཕྲུ་གུ་ཡི་དུས། བྱིས་པའི་དུས་བཅས་གསུམ་དུ་དབྱེ་ཡོད། སྐྱེས་ནས་ཉིན28ཀྱི་ཚུན་ལ་སྐྱེས་མ་ཐག་པའི་དུས་དང་། ཟླ1ནས་ལོ3བར་དུ་ཕྲུ་གུ་ཡི་དུས། ལོ3ནས་ལོ12བར་དུ་བྱིས་པའི་དུས་ཡིན།

སྤྱིར་བཏང་དུ་སྐྱེས་མ་ཐག་པའི་དུས་དང་ཕྲུ་གུ་ཡི་དུས་ཀྱི་ནད་ལ་ཁྱིམ་བདག་གིས་ངོས་འཛིན་བྱེད་དཀའ་བས་སྨན་ཁང་དུ་བསྟེན་དགོས། བྱིས་པའི་དུས་ནས་ཐལ་ཆེར་OTCཡི་སྨན་རྫས་བསྟེན་བཞིན་ཡོད། བྱིས་པའི་ལུས་པོ་འཚར་ལོངས་

འབྱུང་བའི་སྐབས་ཡིན་པས་མ་ལག་དང་དབང་པོ་ཚང་བའི་བྱེད་ནུས་སྨིན་མེད། དེ་བས་སྨན་བསྟེན་དུས་གཟབ་གཟབ་བྱ་དགོས། སྨན་བདེ་འཛུགས་དང་བསྟེན་ཚེད། ཁྱིམ་བདག་གིས་འབྲེལ་ཡོད་གློག་དེབ་ངོས་ནས་བྱིས་པའི་སྐྱེ་ཁམས་ཆགས་ཚུལ་དང་སྨན་བསྟེན་ཚུལ་ལ་རྒྱུས་ལོན་བྱེད་ཆོག གཤམ་ནས་སྨན་བསྟེན་དུས་མཉམ་འཇོག་བྱ་དགོས་པ་འགའ་འགོད་པར་བྱ།

(གཅིག)སྨན་པ་ལ་བློ་དྲིས་ནས་བསྟེན་པ།

(གཉིས)སྨན་གྱི་བསྟེན་ཚུལ་ནན་ཏུ་སྲུང་བ་ལས་སྲིད་འགོག་རྒྱུ་དང་འཚོ་བཅུད་རྒྱུ་སོགས་གང་འདོད་དུ་བསྟེན་མི་

ཉུང་བ།

(གསུམ)སྨན་གྱི་བསྟེན་ཚད་དང་བསྟེན་མཚམས་ཀྱི་དུས་ལ་མཉམ་འཇོག་དགོས། བྱིས་པའི་སྐྱེ་སྟོབས་རྫོགས་མེད་པ་དང་སོ་སོའི་ལུས་སྟོབས་མི་འདྲ་བས། སྨན་གྱི་བསྟེན་ཚད་མང་མི་རུང་། བསྟེན་མཚམས་ཀྱི་དུས་ཀྱང་ཚུལ་བཞིན་དུ་སྲུང་བ་ལས་ནད་དྲག་བསྐྱེད་འབྱུང་བར་བྲེལ་ནས་ཐེངས་མང་དུ་བསྟེན་མི་རུང་། དེ་ལྟར་བྱས་ན་སྨན་དུག་ཡོག་སྲིད།

(བཞི)བྱིས་པའི་བསྟེན་མི་རུང་བའི་སྨན་ལ་མཉམ་འཇོག་དགོས། སྨན་ལ་ལ་དར་མའི་མ་གཏོགས་བྱིས་པས་བསྟེན་མི་རུང་། དཔེར་ན་བྱིས་པའི་རུས་པ་དང་སོ་རྒྱས་པར་སྨན་གྱི་ཕན་ཞུགས་ཐེབས་སླ། སི་ཧྲོན་སུའུ་ལྷ་བུས་སོ་ལེགས་སྐྱེས་

པར་གནོད་པ་དང་སོ་ཡི་ཁ་དོག་སེར་པོར་བཟོ་བ་ཡིན་པས། སྦྲུམ་མ་དང་བྱིས་པར་ནུ་མ་སྣུན་པའི་བུད་མེད། ལོ8ལ་མ་སོན་པའི་བྱིས་པ་བཅས་ཀྱིས་བསྟེན་མི་རུང་།

(ལྔ) བྱིས་པའི་ཆམ་སྨན་ལ་གཟབ་དགོས། 2009ལོའི་ཟླ3པར་དབྱིན་ཇི་སྲིད་གཞུང་གི་སྨན་རྫས་དོ་དམ་སྡེ་ཁག་གིས་ཞེས་གསལ་ལྟར་ན། དབྱིན་ཇིའི་ཚོང་རར་བཀྲམ་པའི་སྨན་ཐོ་མི་དགོས་པའི་བྱིས་པའི་ཆམ་སྨན་སྣ་ཁ69ལ་ནུས་པ་མེད་པར་མ་ཟད། སྨན་དེ་དག་གི་མི་འཕྲོད་པའི་ནུས་པས་བྱིས་པའི་ཚེ་སྲོག་ལ་ཡང་གནོད་པ་རེད། དབྱིན་ཇིའི་ཆེད་མཁས་པས་དེའི་ནང་དུ་སྣ་ཁུང་གི་ཁྲག་རྩ་སྡོམ་པའི་མཆེ་ལྷུམ་བུལ་དང་མཆེ་ལྷུམ་བུལ་བཏགས་མ། དབྱུང་འདོར་མཁལ་མའི་

གཤེར་སྨེན་རྒྱ། ཆའང་ཀ་ཙའོ་ལེན། ཐེ་ཡོལ་ཙའོ་ལེན། ཕུང་གྲུབ་ཨེན་འགོག་སྨན་པེ་ནུ་ཧྲ་རལ། ཁིལ་པེན་ནུ་མེ། དབྱི་པེན་ཧྲིན་སོགས་གྲུབ་ཆ་རིགས15འདུས་པར་བཤད། གནས་ཚུལ་བསྒྲགས་རྗེས་མང་ཚོགས་ཀྱིས་ཡིད་གཟབ་བྱས། རང་རྒྱལ་གྱི་ཀྲང་དབྱང་བརྙན་འཕྲིན་ཁང་གིས་ཀྲང་ནུབ་ལུགས་ཀྱི་ཆམ་སྨན་དག་སྤྱིར་དུ་བརྟག་དཔྱད་བྱས་རྗེས། སྨན་མང་པོའི་ནང་དུ་གོང་གི་གྲུབ་ཆ་རིགས15པོ་འདུས་ཡོད་པ་རེད། གྲུབ་ཆ་དེ་དག་གིས་བྱིས་པའི་ཁྲག་རྒྱུན་དང་དབང་རྩ་ལ་གནོད་པ་མ་ཟད་ཚེ་སྲོག་ལ་ཡང་གནོད་པ་འབྱུང་སྲིད། བྱིས་པའི་ཆམ་སྨན་ཡིན་པར་ཁས་འཆེས་པའི་སྨན་ཁ་ཤས་ཀྱི་ནང་དུ་གོང་གི་གྲུབ་ཆ་དེ་དག་ཁྲོད་ཀྱི་རིགས་འགའ་རེ་འདུག ཆམ་ནད་མང་ཆེ་བ་ནི་ནད་

དུག་འགོས་པ་ལས་བསྐྱེད་པ་ཡིན་པས་ཟླ་གཉན་གྱི་ནད་བསྡོངས་མེད་ན་རང་འགྲུལ་གྱིས་སེལ་འགྲོ་ལ་སྨན་ཀྱང་བསྟེན་དགོས་དོན་མེད། བྱིས་པར་ཆམ་པ་ཐོག་རྗེས་ཁྱིམ་བདག་གིས་གཅེས་སྐྱོང་དང་འཚོ་བཅུད་སྟེར་དགོས། དེ་མིན་ངལ་གསོ་རུ་འཇུག་པ་དང་། ཚ་བརྒྱབ་ཡོད་ན་དེར་མཐུན་གྱི་སྨན་བསྟེན་པ་སོགས་ཀྱིས། ཉིན2ནས7བར་དུ་སྤྱིར་བཏང་དུ་དྲག་བསྐྱེད་འབྱུང་ངེས། བྱིས་པར་ཆམ་པ་ཐོག་དུས་ཆེད་མཁས་པས་ལོ2ལ་སོན་མེད་ན་ཆམ་སྨན་མི་བསྟེན་པ་དང་། ལོ6ལ་སོན་ཆེ་སྨན་པའི་མཛུབ་སྟོན་འོག་ནས་སྨན་བསྟེན་ཆོག་པར་བཤད། ད་སྔ་ཆམ་སྨན་ཁྲོད་ཀྱི་གྲུབ་ཆ་དེ་དག་གིས་མི་དར་མ་ལ་གནོད་པ་སྐྱེལ་བ་མ་མཐོང་བས་བདེ་འཇགས་ཡིན།

(དྲུག) ཀྲུང་སྨན་ཚུལ་མཐུན་དུ་བསྟེན་པའི་རྩ་དོན། བྱིས་པར་ནད་བྱུང་ཚེ་ཁྲིམ་བདག་མང་ཆེ་བས་ཀྲུང་སྨན་དངOTCཡི་སྨན་བསྟེན་གྱིན་ཡོད། དེ་ནི་ཀྲུང་སྨན་གྱི་ནུས་པ་འཇམ་ཞིང་ལོག་གནོད་ཆུང་བ་ཡིན་པས་བྱིས་པའི་ནད་གཞི་ལ་ཕན་འབྲས་ལེགས་པོ་ཡོད། བྱིས་པར་བསྟེན་རྒྱུའིOTCཡི་སྨན་ཉེ་དུས་གཤམ་གྱི་དོན་ཚན་འགའ་ལ་མཉམ་འཇོག་དགོས།

1.དུས་ཐོག་ཏུ་སྨན་བསྟེན་ཞིང་སྨན་ངོས་འཚམ་བསྟེན་དགོས། བྱིས་པར་ནད་འདི་བྱུང་མེད་ལ་ནད་ཀྱི་འགྱུར་ལྡོག་ཀྲུང་མགྱོགས་པས་སྨན་བསྟེན་དུས་དུས་ཐོག་ཏུ་འཕེལ་དགོས། མ་ཟད་བྱིས་པའི་སྐྱེ་སྟོབས་ཞན་ལ་སྨན་གྱི་ཁ་བསྐ་སྐྱུར་གསུམ་དང་ཚ་གྲང་སོགས་རོ་ནུས་དྲག་པའི་སྨན་གང་དགར་བསྟེན་མི་

རུང་བར་སྨན་འཇམ་པོ་བསྟེན་དགོས།

2.པོ་འཚེར་གྱི་བདེ་ཐང་ལ་མཉམ་འཇོག་དགོས། བྱིས་པའི་འཇུ་སྟོབས་ཞན་པས། ན་བའི་ཚེ་ན་པོ་འཚེར་གྱི་འཇུ་སྟོབས་ལ་མཉམ་བཞག་ན་ནད་སེལ་བར་ཕན།

3.ལུས་སྟོབས་གསོ་བའི་སྨན་གང་འདོད་དུ་བསྟེན་མི་རུང་བ། བྱིས་པའི་ལུས་སྟོབས་ཞན་ན་གང་འདོད་དུ་ལུས་སྟོབས་གསོ་བའི་སྨན་བསྟེན་མི་རུང་། དེས་བྱིས་པའི་ཁམས་འཁྲུགས་པར་བྱེད་ངེས། དེ་ལས་ཟས་སྐྱོད་ཀྱི་ཐོག་ནས་ཡུན་གྱིས་གསོས་ན་ལེགས།

གསུམ། རྒན་པའི་སྨན་བསྟེན་ཚུལ།

མི་རྣམས་ཀྱི་འཚོ་བ་ཇེ་ལེགས་སུ་སོང་བ་དང་བསྟུན་ནས་ཚེ་ཐག་ཀྱང་ཇེ་རིང་དུ་སོང་ཡོད། ལོ60ཡི་ཡན་དུ་བུད་པའི་རྒན་པས་སྤྱི་འི་མི་འབོར་གྱི10%ཡན་ཆད་ཟིན་ལ། རང་རྒྱལ་གྱི་ས་གནས་ཁ་ཤས་རྒན་པ་མང་བའི་སྤྱི་ཚོགས་རྣམ་པ་ཆགས་ཡོད། རྒན་པས་སྨན་ཉོ་བ་ཡང་ཚོང་རའི་ཁྲོད་ན་བསྡུར་ཚད་ངེས་ཅན་ཟིན་འདུག རྒན་པ་རྣམས་ཀྱི་ལུས་སྟོབས་དང་དབང་པོའི་བྱེད་ནུས་རྒས་བཞིན་པས་སྨན་འཇུ་ལེན་དང་བཙེ་ཚབ་ཀྱི་ནུས་པ་ལ་ཡང་འགྱུར་བ་བྱུང་ཡོད། དེ་བས་རྒན་པ་རྣམས་ཀྱིས་སྨན་བསྟེན་དུས་གཟབ་གཟབ་བྱེད་དགོས།

(གཅིག) རྒན་པའི་ནད་གཞི་གཙོ་བོ།

དེང་རབས་གསོ་རིག་གིས་ཞིབ་འཇུག་ལས་མི་རྒས་པའི་ཚེ་ན་ལུས་སྟོབས་དང་སྐྱེ་ཁམས་ཀྱི་ནུས་པ་ཇེ་ཞན་དུ་སོང་ཡོད་པས། ནད་འབྱུང་སླ་ལ་ནད་རྟགས་ཀྱང་མི་དང་གཞན་གྱི་ནད་རྟགས་དང་མི་འདྲ་བར་བཤད། མི་རྒན་པར་འབྱུང་ནད་གཞི་གཤམ་གྱི་ཕྱོགས་ལྔ་རུ་འདུས་པ་ཡིན།

1.ལོ་ན་རྒན་གཞོན་དར་གསུམ་ཚང་མར་འབྱུང་བའི་ནད་གཞི་ནི་དཔེར་ན་ཆམ་པ་དང་ཕོ་ནད། སྙིང་གི་ལྷིད་ཚད་མི་སྙོམས་པ་སོགས།

2.དར་མའི་དུས་ནས་བྱུང་མགོ་བརྩམས་ཏེ་རྒན་པའི་དུས་ནས་ཀྱང་འབྱུང་སྲིད་པ་དཔེར་ན་བད་ཀན་རང་བཞིན་གྱི་

ཀློ་ཡུའི་གཉན་ཚད་དང་བད་ཀན་རང་བཞིན་གྱི་མཁལ་ཚད། ཊེག་གྲུམ་གྱི་ནད་སོགས་ལྟ་བུ།

3.མི་རྒན་པར་འབྱུང་སླ་བའི་ནད་ནི་དཔེར་ན་འབྲས་ནད་དང་གཅིན་སྙི་ཟ་ཁུའི་ནད། ཁྲག་ཤེད་མཐོ་བའི་ནད། ཚིལ་མཐོ་ཁྲག་ནད། སྙིང་ནད། ཊེག་ནད་སོགས་ལྟ་བུ།

4.མི་རྒན་པར་དམིགས་བསལ་གྱིས་འབྱུང་བའི་ནད་ནི་དཔེར་ན་འཕར་རྩ་སྲ་འགྱུར་ནད། ལིང་ཏོག་གི་ནད། ཏེན་ལོག་པའི་ནད་སོགས་ལྟ་བུ།

5.རྒན་པ་ཅུང་ཤས་ལ་ད་དུང་ཁྱིས་པར་རྒྱུན་དུ་འབྱུང་བའི་འགོས་ནད་ཀྱང་འབྱུང་བ་དཔེར་ན་མཛེ་ནད། ཆུ་འབྲུམ། སྐྲེལ་དམར་གཉན་ཚད་སོགས་ལྟ་བུ།

(གཉིས) རྒན་པའི་ནད་ཀྱི་ཁྱད་ཆོས།

1.ནད་མང་པོ་འབྱུང་བ། མི་རྒས་པའི་ཚེ་ན་ལུས་སྟོབས་ཞན་པས་ནད་འབྱུང་སླ། དེའི་ཁར་དར་མའི་སྐབས་ཀྱི་ནད་བཅོས་མ་ཐུབ་པ་ཡང་ཡོད། དེ་ཡང་མ་ལག་མང་པོར་མཉམ་དུ་ནད་འབྱུང་བ་དཔེར་ན་འབྱིན་རྔུབ་མ་ལག་གི་བད་ཀན་རང་བཞིན་གྱི་གློ་ཡུའི་གཉན་ཚད་དང་གློ་སྐྲང་བ། འཇུ་བྱེད་མ་ལག་གི་བད་ཀན་རང་བཞིན་གྱི་ཕོ་ཚད། ཕོ་རྒྱུ་རལ་བ། མཁྲིས་སྐྲན། མཁྲིས་ཚད་སོགས་ལྟ་བུ། སྙིང་ཁྲག་མ་ལག་གི་ཁྲག་ཤེད་མཐོ་བའི་ནད་དང་སྙིང་ནད་ལྟ་བུ། ཟགས་ཐོན་མ་ལག་གི་གཅིན་སྙི་ཟ་ཁུའི་ནད་ལྟ་བུ། གཅིན་ཟགས་མ་ལག་གི་མཁལ་ཚད་དང་མཁལ་སྐྲན་ལྟ་བུ། ཡང་ན་མ་ལག་གཅིག་གམ་དབང་པོ་གཅིག་

ལ་ནད་མང་པོ་འབྱུང་བ་དཔེར་ན་འཇུ་བྱེད་མ་ལག་ལ་ཕོ་ཚད་དང་པོ་རྒྱུ་རལ་བ། མཁྲིས་ཚད། བད་ཀན་རང་བཞིན་གྱི་རྒྱུ་ཚད་སོགས་འབྱུང་བས། དེའི་རིགས་ལ་གསོ་བཅོས་བྱེད་དཀའ་བ་ཡིན།

2.ནད་བྱུང་བ་མངོན་གསལ་མིན་ལ་ནད་རྟགས་མང་བ། རྒན་པའི་ལུས་པོས་ཕྱིའི་རྐྱེན་གྱིས་གནོད་པ་འགོག་པ་དང་དེ་ལ་གོམས་པའི་ནུས་པ་ཞན་པས་ནད་འབྱུང་སླ། དུས་མཚུངས་སུ་ཚ་གྲང་དང་ན་ཟུག་སོགས་ལ་དེ་འདྲའི་ཚོར་བ་རྐྱེན་པོ་མེད་པས་ནད་རྟགས་ཚོར་དཀའ། དེའི་གསོ་བཅོས་དུས་ཐོག་བྱེད་པར་འགོར་འགྱངས་བཟོ་བ་ཡིན། དཔེར་ན་རྒན་པའི་གློ་ཚད་ལ་ཚ་བཀྲུབ་ནས་ཀྱང་འདར་བྲུས་པ་མེད་ལ། གློ་ལུ་ཐུང་ཙམ་

ལས་མི་རྒྱུག་པ། ཕྲ་ཕུང་དཀར་པོ་ཇེ་མཐོར་མི་འགྲོ་བ་སོགས་འབྱུང་བ། སྙིང་ཁེགས་ཤི་ཐེབས་དུས་ན་ཟུག་མི་ཚོར་བ། གཅིན་ཟགས་མ་ལག་རེད་དུས་གཅིན་སྙི་དང་གཅིན་འཚབ། གཅིན་གཟེར་སོགས་དེ་འདྲ་མེད་པ་སོགས་ལྟ་བུ། སྨན་པས་ཀྱང་དེ་ལ་ངོས་འཛིན་གསལ་པོ་བྱེད་མི་ཐུབ་པའི་དུས་ཡོད་པས་རང་གིས་ངོས་འཛིན་དང་གསོ་བཅོས་བྱས་ན་ལྷག་ཏུ་ནད་ལ་འགོར་འགྱངས་བཟོ་སྲིད། དེ་བས་རྒན་པར་ནད་བྱུང་ན་སྨན་ཁང་དུ་བསྟེན་ན་ལེགས།

3.ནད་ཚོད་འཛིན་བྱེད་དཀའ་བ། ན་གཞོན་དང་འགྱུར་ལྡོག་མང་བ། རྒན་པའི་དོན་སྙོད་ཀྱི་བྱེད་ནུས་མི་བཟང་བས་ནད་བྱུང་ཚེ་ཇེ་སྡུག་ཏུ་འགྲོ་སླ་བ་དང་ཚོད་འཛིན་བྱེད་དཀའ།

དཔེར་ན་སྙིང་ཁེགས་ཤི་ཐེབས་དུས་ཐང་ཆད་པ་དང་རྫུལ་ཆུ་བཞུར་བ། ཁམས་མི་དྭངས་པ་ལས་མི་འབྱུང་ཡང་། ཅང་མ་འགོར་བར་སྙིང་ཤུགས་ཉམས་པ་དང་བརྒྱལ་བ། སྙིང་གི་འཕར་ཚད་མི་སྙོམས་པ། ཐ་ན་འཆི་ཡང་སྲིད། རྒན་པར་ད་དུང་བླ་གཉན་གྱི་ནད་ཀྱང་བསྐྱོངས་སླ། དཔེར་ན་གློ་ཚད་བསྐྱོངས་པ་དེ་མི་རྒན་པ་ཤི་བའི་རྒྱུ་རྐྱེན་གཙོ་བོ་ཞིག་ཡིན་པ་ལྟ་བུ། དེ་མ་ཟད་སྙིང་དང་གློད་པ། མཁལ་མ། གློ་བ་སོགས་དབང་པོ་མང་པོ་ཉམས་པ། ཆུ་དང་གློག་འབྱེད་རྫས་འཁྲུགས་པ། ཁྲག་རྩ་འགག་པ། དབྱི་རྨ་སོགས་ལྟ་བུ།

(གསུམ) རྒན་པའི་ལུས་ཀྱི་འགྱུར་ལྡོག་

དང་སྨན་གྱི་ནུས་པའི་འགྱུར་ལྡོག

1.འཇུ་ལེན། ནད་པའི་ཕོ་རྒྱ་འཁྲུམ་ཞིང་པོ་སྐྱུར་ཅུང་བ། རྒྱ་རྩེའི་ངོས་ཁྲོན་ཆུང་བ། ཁྲག་རྒྱུག་ཚད་ཅུང་བ་དང་ཕོ་རྒྱའི་འཕར་རྩ་སྲ་འགྱུར་བྱུང་ནས་ཕོ་རྒྱའི་ཁྲག་རྒྱུག་ཚད་ཇེ་ཅུང་དུ་སོང་བ་བཅས་ཀྱིས་འཇུ་ལེན་གྱི་ངོས་ཁྲོན་ཇེ་ཆུང་འགྲོ་བ་ཡིན། འགྱུར་བ་དེ་དག་གིས་གཞན་དབང་འཁོར་འཛིན་བྱེད་པའི་སྨན་དཔེར་ན་ཨ་སི་ཕི་རིན་དང་དབྱི་ཞན་ཨེ་མ་ཇེ་ཧྲིན་སོགས་ཀྱི་འཇུ་ལེན་ལ་གནོད་པ་མེད། འོན་ཀྱང་རང་དབང་འཁོར་འཛིན་ངང་ནས་འཇུ་ལེན་བྱེད་པའི་སྨན་དཔེར་ན་འཚོ་རྒྱུB1དངB6 B12 C ལྟུགས། ཀལ་སོགས་འཇུ་ལེན་དེ་ཙམ་བྱེད་མི་ཐུབ།

2.ཁྲབ་ཚུལ། ནད་པའི་སྙིང་ལ་ཤུགས་དེ་འདྲ་མེད་ལ་

ཁྲག་གི་རྒྱུག་ཚད་མི་ལེགས། ཟླ་མཐུང་གི་ཆུ་རྡེ་ཙམ་དུ་སོང་ཡོད་པས་སྨན་གྱི་ཁྲབ་ཚུལ་ལ་གནོད། ཁྲག་གི་སྤྱི་དཀར་ཙམ་བས་སྨན་དང་སྤྱི་དཀར་འདྲེས་པ་ཙམ་བས། གྱེས་འཁྲུམ་དུ་གནས་པའི་སྨན་གྱི་གར་ཚད་རྗེ་མང་དུ་སོང་སྟེ་སྨན་ནུས་རྗེ་དྲག་ཏུ་འགྲོ་སྲིད།

3.བརྗེ་ཚབ། མཆིན་པ་ནི་སྨན་བརྗེ་ཚབ་དང་དུག་སེལ་བྱེད་པའི་དབང་པོ་གཙོ་བོ་ཡིན། ནད་པའི་མཆིན་ནུས་མི་བཟང་བས་མཆིན་རྫབས་མང་པོ་མེད་ལ། རྫབས་ཀྱི་ནུས་པའང་ཆུང་བས་སྨན་ནུས་ཐོན་པར་བར་ཆད་བཟོ་ཡི་ཡོད།

4.ཕྱིར་འདོར། མཁལ་མ་ནི་ཕྱིར་འདོར་གྱི་དབང་པོ་གཙོ་བོ་ཡིན། ནད་པའི་མཁལ་ནུས་ཞན་པས་མཁལ་མའི་ཁྲག་གི་

རྒྱུག་ཚད་ཨུང་ལ་སྨན་ཕྱིར་འདོར་གྱི་ནུས་པ་ཞན། སྨན་ཤོག་ཏུ་གསོག་སྡེ་དུག་ཪོག་སླ་བ་ཡིན།

5.རྒན་པའི་སྨན་ནུས་འགྱུར་ལྡོག　མི་རྒན་པའི་གླང་པའི་ལྟེད་ཚད་ཡང་ལ་ཁྲག་རྒྱུག་ཚད་ཨུང་། དབང་རྩའི་ནུས་པ་ཡང་ཉམས་ཡོད་པས་དབང་རྩའི་སྨན་དཔེར་ན་སེམས་སྨན་དང་ཟུག་གཅོག་གི་སྨན། གཉིད་སྨན་སོགས་ལ་ཚོར་བ་སྐྱེན་པོ་ཡོད། དེ་བས་མི་རྒན་པར་སེམས་ཁམས་འཁྲུགས་པའི་ནད་བྱུང་ན་སྨན་དེ་རིགས་ཀྱིས་བྱུང་བ་མིན་པ་ཞེས་དགོས། རྒན་པའི་མཆིན་པའི་ཁྲག་དཀག་རྒྱུ་ཆ་གྲུབ་པའི་ནུས་པ་ཞན་ལ། འཚོ་རྒྱུKཨུང་བས་ཁྲག་རྩའི་ལྷེམ་ཤུགས་ཆུང་བ་སོགས་ཀྱིས་ཁྲག་དཀག་འགོག་པའི་སྨན་ལ་ཚོར་བ་སྐྱེན། སྤྱིར་བཏང་གི་

བསྟེན་ཚད་ཀྱིས་ཀྱང་ཁྲག་དཀག་ལ་བར་ཆད་བཟོ་ཐུབ་མེད་པ་ཟད་ནང་ནས་ཁྲག་ཤོར་བའི་ཉེན་ཁ་ཡང་འབྱུང་སྲིད།

(བཞི) རྐན་པའི་སྨན་བསྟེན་རྒྱ་དོན་དང་མཉམ་འཛོག་བྱ་ཡུལ།

རྐན་པར་ནད་ཚབས་ཆེན་བྱུང་བ་མིན་ན་མང་པོ་ཞིག་ཟས་སྤྱོད་ལ་བརྟེན་ནས་སྔོམ་སྒྲིག་བྱེད་ཐུབ་ལ། ནུས་ཚོད་ཀྱིས་སྨན་ཅུང་ཅུང་བསྟེན་ན་བཟང་། རྐན་པའི་སྨན་བསྟེན་པའི་རྒྱ་དོན་ནི་སྨན་དང་སྦྱིབ་ཚད་ཅུང་ཙམ་བརྟེན་ནས་གསོ་བཅོས་བྱ་རྒྱུ་དེ་ཡིན།

1.སྨན་ཉུང་ཙམ་བསྟེན་པ། རྒན་པར་ནད་འབྱུང་རྒྱུ་མང་བས་སྨན་ཡུན་རིང་དུ་བསྟེན་པ་དང་སྨན་མང་པོ་མཉམ་དུ་བསྟེན་པ་མང་བས། སྨན་ནོར་འབྱུང་བའི་གནས་ཚུལ་ཀྱང་མང་། དེ་ནི་རྒན་པར་སྨན་མི་འཕྲོད་པ་མང་བའི་རྒྱུ་རྐྱེན་གཙོ་བོ་ཞིག་རེད། རྒན་པས་སྨན་ཉུང་དུ་བསྟེན་དགོས་ལ། གལ་ཏེ་མང་པོ་མཉམ་བསྟེན་བྱེད་དགོས་ཚེ་ཡང་སྨན་སྣ3ནས4ཙམ་ལས་བསྟེན་མི་རུང་།

2.སྨན་ཚོས་འཚམ་དུ་བསྟེན་པ། རྒན་པས་རང་གི་སྐྱེ་ཁམས་དང་བསྟུན་ནས་སྨན་བསྟེན་དགོས། སྲིན་འགོག་རྒྱུའི་བསྟེན་ཚད་ལ་སྙོམ་སྒྲིག་བྱེད་མི་དགོས་ཀྱང་ལུས་སྟེང་དུ་ཆུ་ཉུང་བ་དང་མཁལ་ནུས་མི་བཟང་ན་སྨན་གྱི་གར་ཚད་མཐོན་

པོར་འཕེལ་བ་དང་སྨན་དུག་ཐོག་སྲིད་པས་མཉམ་འཇོག་དགོས། རྒན་པར་སྤྱི་ཁྱབ་ཏུ་རུས་སོབ་འབྱུང་བས་ཚིགས་གཞི་ན་བ་དང་དྲེག་གྲུམ། ཤ་གྲུམ་གཉན་ཚད་སོགས་བཙོ་དུས་ཁོར་ཡི་སོན་རིགས་ཀྱི་སྨན་བསྟེན་མི་རུང་། དེས་རུས་ཆག་འབྱུང་བའི་ཉེན་ཁ་ཡོད། གཞན་གཉན་གཙོག་ནུག་འཛོམས་ཀྱི་སྨན་དང་གཅིན་བདེའི་སྨན་སོགས་ལ་གཟབ་དགོས།

3.བསྟེན་ཚད། སྤྱིར་བཏང་ནས་རྒན་པས་སྨན་ཉུང་དུ་ནས་ཇེ་མང་དུ་བཏང་ན་ལེགས་པ་ཡིན། རྒན་པའི་སྨན་རོ་འཛིན་པའི་ནུས་པ་ཞན་པས་སྨན་དུག་མི་ཐོག་པའི་ཆེད་དུ། བསྟེན་ཚད་ཉུང་དུ་འཇུག་པ་དང་བསྟེན་མཚམས་ཀྱི་དུས་ཡུན་ཐུང་རིང་ན་ལེགས།

4.གསོ་བཅོས་འོས་འཚམ་བྱ་བ། རྒན་པར་བད་ཀན་རང་བཞིན་གྱི་ནད་མང་པོ་འབྱུང་ལ་སྨན་རྫོ་འདོར་བའི་ནུས་པ་ཡང་ཞན་པས། གསོ་བཅོས་བྱེད་དུས་སྨན་ཕན་ཚུན་ལ་ཐེབས་པའི་ཤུགས་རྐྱེན་ལ་མཉམ་འཇོག་དགོས། ནད་བཅོ་མ་ཐུབ་པར་ནད་གཞན་ཞིག་བསྐྱེད་པའི་གནས་ཚུལ་འབྱུང་བ་འགོག་དགོས། དཔེར་ན་རྒན་པའི་ཁྲག་ཤེད་མཐོ་བའི་ནད་ལ་འཕར་རྩ་སྲ་འགྱུར་ཡང་ཡོད་པས་ཁྲག་ཤེད13/85mmHgཡས་མས་སུ་ཚོད་འཛིན་བྱས་པས་ཆོག དེ་ལས་དམའ་རུ་བཏང་ན་གླད་པའི་ཁྲག་རྩ་དང་སྙིང་གི་ཁྲག་རྩར་གནོད་པ་ཐེབས་ངེས། ནད་ཚབས་ཆེན་གྱི་རིགས་ལ་ཚོད་འཛིན་བྱས་རྗེས་སྨྱུར་དུ་སྨན་མཚམས་འཇོག་དགོས། བད་ཀན་རང་བཞིན་གྱི་ནད་ཀྱང་

ཚད་ངེས་ཅན་ཞིག་ཏུ་ཚོད་འཛིན་བྱས་པས་ཆོག ཡུན་རིང་དུ་སྨན་བསྟེན་ན་མཁས་མཆན་ལ་བརྟག་དཔྱད་བྱ་དགོས། རྒན་པས་གསོ་བཅོས་ཅི་འདྲ་བྱ་བར་སྨན་པའི་བསམ་ཚུལ་ལ་ཉན་ན་ལེགས། ལྷག་པར་དུ་རང་གིས་སྨན་ནོས་ཏེ་བསྟེན་དུས་སྨན་པར་གླེ་དྲིས་ན་ལེགས།

བཞི། སྦྲུམ་མ་དང་ནུ་མ་སྣུན་པའི་དུས་ཀྱི་སྨན་བསྟེན་ཚུལ།

སྦྲུམ་མ་དང་ནུ་མ་སྣུན་པའི་བུད་མེད་ཀྱིས་སྨན་བསྟེན་དུས་གཟབ་དགོས། སྦྲུམ་མ་དང་ཨ་མའི་བདེ་ཐང་ལ་གཟབ་

དགོས་པ་མ་ཟད་བྲིས་པའི་བདེ་ཐང་ལ་ཡང་གཟབ་དགོས།

སྐབས་ཐོག་དེར་སྨན་གང་འདོད་དུ་བསྟེན་མི་རུང་བར་སྨན་

ཁང་དུ་འགྲོ་བ་དང་སྨན་པར་དྲིས་ན་ལེགས།

(གཅིག) སྦྲུམ་མའི་སྨན་བསྟེན་ཚུལ།

1.སྨན་གྱིས་སྦྲུམ་བུ་ལ་ཐེབས་པའི་ཤུགས་རྐྱེན།

(1) མངལ་སྦྲུམ་ནས་གཟའ་འཁོར་གསུམ་གྱི་ནང་དུ་སྦྲུམ་བུའི་ཕྲ་རྒྱུད་གྲུབ་མེད་པས། སྨན་བསྟེན་པ་མ་འགྲིག་ནས་སྦྲུམ་བུ་འཆི་བ་དང་མངལ་ཤོར་སྲིད།

(2) མངལ་སྦྲུམ་ནས་གཟའ་འཁོར3ནས་ཟླ་གསུམ་གྱི་བར་དུ་སྦྲུམ་བུའི་དོན་སྣོད་དང་དབང་པོ་ཆགས་པའི་སྐབས་

ཡིན། སྦྲུམ་བུའི་སྙིང་དང་དབང་རྩ་མ་ལག འཁྲིན་རྫུབ་མ་ལག འཛུ་བྲེད་མ་ལག ཡན་ལག་དང་རྡུས་ཚིགས མཚན་མ་སོགས་བསྟུད་མར་གྲུབ་པ་ཡིན། སྐབས་དེར་དུག་དང་ཡ་མ་བརླ་བསྐྱེད་པའི་སྨན་དང་འཕྲད་ཚེ་ཡ་མ་བརླའི་གཟུགས་བསྐྱེད་སྲིད། སྨན་དེ་རིགས་ཀྱིས་གཟུགས་ཡ་མ་བརླ་དང་ནུས་པ་ཡ་མ་བརླ་བསྐྱེད་སྲིད།

(3) ཟླ་གསུམ་ནས་ཟླ་ཁ་གང་བའི་བར་ནི་སྦྲུམ་བུ་ཆགས་པའི་མཐའ་མའི་དུས་ཡིན། དབང་པོ་དོན་སྣོད་སོགས་ཀྱང་ཕལ་ཆེར་གྲུབ་ཚར་ཡོད་ཀྱང་། དཀྱིལ་གཞུང་དབང་རྩ་མ་ལག་དང་སྐྱེ་འཕེལ་མ་ལག་ལ་ད་དུང་སྨན་ཁ་ཤས་ཀྱིས་གནོད་པ་ཐེབས་སྲིད། ཡ་མ་བརླ་བསྐྱེད་པའི་རྐྱེན་ཁ་ཤས་ཀྱིས་སྦྲུམ་བུའི་སྐྱེ་

ཁམས་འཚར་སྐྱེ་ལ་གནོད་པ་ཐེབས་སྲིད།

2.སྦྲུམ་མའི་སྨན་བསྟེན་དུས་ཀྱི་མཉམ་འཛོག་བྱ་ཡུལ།

(1) སྨན་མང་པོ་ཞིག་བུ་སྣོད་བརྒྱུད་དེ་སྦྲུམ་བུར་གནོད་སྐྱེ་ལ་སྲིད་པས་སྦྲུམ་མས་སྨན་དེའི་རིགས་བསྟེན་མི་རུང་། རབ་ཡིན་ན་མངལ་སྦྲུམ་ནས་ཟླ་གསུམ་གྱི་རིང་ལ་སྨན་མ་བསྟེན་ན་ལེགས། མངལ་སྦྲུམ་པའི་སྐབས་སུ་ཨ་མ་དང་སྦྲུམ་བུ་གཉིས་ཀའི་བདེ་འཇགས་ལ་ཕན་པའི་སྨན་བསྟེན་དགོས་ལ། སྨན་བསྟེན་ཡུན་རིང་མི་རུང་། བསྟེན་ཚད་མང་མི་རུང་། ནད་ཐོག་ཏུ་ཚོད་ལྟ་བྱེད་བཞིན་པའི་སྨན་ནི་ལྷག་ཏུ་བསྟེན་མི་རུང་།

(2) བུ་སྣོད་བསྐུམ་པའི་སྨན་བསྟེན་མི་རུང་། དེས་མངལ་ཤོར་བ་དང་བཙའ་སྔ་བ་འབྱུང་སྲིད།

(3) སྲིན་འགོག་རྒྱུ་གང་རུང་དུ་བསྟེན་མི་རུང་། གལ་ཏེ་འགོས་ནད་བྱུང་ན་ཕྲ་སྲིན་བརྟག་དཔྱད་བྱས་ན་ལེགས། ནད་བསྐྱེད་སྲིན་བུའི་ཚོར་ལྷག་ཚོད་ལྟ་བྱས་རྗེས་སྲིན་འགོག་རྒྱུ་ཅི་ཞིག་བསྟེན་དགོས་པ་ཐག་གཅོད་དགོས། ནད་བསྐྱེད་སྲིན་བུའི་ངོ་བོ་མི་གསལ་དུས་སྦྲུམ་བུའི་བདེ་འཇགས་ལ་དམིགས་ཏེ་གསོ་བཅོས་བྱ་དགོས།

(གཉིས) ཉུ་མ་སྣུན་དུས་ཀྱི་སྨན་བསྟེན་ཚུལ།

1.འོ་མ་ནི་སྨན་རོ་འདོར་བའི་ལམ་ཞིག་ཡིན་པས། ཨ་མའི་སྨན་བསྟེན་རྗེས་སྤྱིར་བཏང་དུ་བྱིས་པར་གནོད་པ་ཆེན་པོ་

མེད་ཀྱང་། སྨན་ཅུང་ཟད་ཤིག་ཚོ་མ་ནས་འདོར་བ་མང་བས་ཁྱིམ་པར་གནོད་པ་འབྱུང་སྲིད། དེའི་རིགས་ལ་མཉམ་འཛོག་དགོས།

2.ནུ་མ་སྣུན་དུས་ཀྱི་མཉམ་འཛོག་བྱ་ཡུལ།

(1) སྨན་བསྟེན་དུས་གཟབ་དགོས། ཨ་མ་དང་ཁྱིམ་པར་གནོད་པ་ཡོད་མེད་ལ་བརྟག་སྟེ་མ་བསྟེན་ན་ཆོག་པའི་སྨན་མ་བསྟེན་ན་ལེགས། ངེས་པར་དུ་བསྟེན་དགོས་ན་བསྟེན་ཡུན་རིང་མི་རུང་ལ་བསྟེན་ཚད་མང་མི་རུང་། སྨན་བསྟེན་རྗེས་དུང་བརྟག་དཔྱད་བྱེད་དགོས།

(2)ནུ་མ་སྣུན་དུས་གཟབ་དགོས། ཨ་མའི་ལུས་ཀྱི་སྨན་གྱི་གར་ཚད་མཐོ་དུས་ནུ་མ་སྣུན་མི་རུང་། སྨན་མ་བསྟེན་པའི་

གོང་དམ་ཡང་སྨན་གྱི་གར་ཚད་དམའ་དུས་སྤུན་དགོས། བྱིས་པར་སྨན་དུག་མི་ཐོག་ཆེད་སྨན་ཐུས་རིང་བའི་སྨན་བསྟེན་མི་རུང་།

(3) ནད་ཀྱི་དབང་གིས་ཨ་མ་དང་བྱིས་པ་གཉིས་ཀར་སྐྱོན་མེད་པའི་སྨན་བསྟེན་ཐབས་མེད་ན། ཐུ་མ་སྤུན་མཚམས་བཞག་སྟེ་ཟས་གཞན་གྱིས་གསོ་དགོས། ཨ་མའི་སྨན་བསྟེན་མཚམས་བཞག་ཅིང་སྨན་རོ་དོར་ཚར་རྗེས་སྤུན་ཆོག

ལྔ། ཁ་ལོ་བས་སྨན་བསྟེན་ཚུལ།

སྨན་མང་པོ་བསྟེན་རྗེས་ཚད་མི་འདྲ་བའི་ཐང་ཆད་པ་དང་གཉིད་ཡོང་བ། མིག་མི་གསལ་བ་སོགས་འབྱུང་ངེས་པས་ཁ་

ལོ་བར་གནོད་པ་ཆེ། རྒྱུན་སྤྱོད་ཀྱི་གཉན་གཅོག་ཟུག་འཛོམས་ཀྱི་སྨན་དང་ཚོར་ལྷག་འགོག་པའི་སྨན། གཉིད་སྨན། ཆམ་པའི་སྨན། ནད་དུག་འགོག་པའི་སྨན། ཁྲག་རྩ་བསྐྱེད་པའི་སྨན། ཕོ་རྒྱུའི་རྩ་འབྲུམ་བཅོ་བའི་སྨན་སོགས་ལ་ཁ་ལོ་བས་གཟབ་དགོས།

གཤམ་དུ་ཁ་ལོ་བས་མཉམ་འཛོག་དགོས་པ་འགའ་འགོད་པར་བྱ།

1.ན་ཆུང་འཁོར་མ་བསྐོར་གོང་གི་ཟླ་ཚོད4ཡི་ནང་དུ་ཁ་ལོ་བ་བར་གནོད་པའི་སྨན་བསྟེན་མི་རུང་། ཡང་ན་སྨན་བསྟེན་རྗེས་ཆུ་ཚོད6གི་གཞུག་ནས་ད་གཟོད་བསྐོར་ཆོག

2.སྨན་ཁང་དུ་བསྟེན་དུས་དངOTCཡི་སྨན་ཉོ་དུས་སྨན་

པར་རང་ཉིད་ཁ་ལོ་བ་ཡིན་ཚུལ་གསལ་བཤད་བྱས་ཏེ། སྨན་པར་ཡང་དེའི་ཕྱོགས་ཀྱི་གཟབ་བྱ་གཟབ་དགོས་པའི་གསལ་འདེབས་བྱེད་དགོས།

3.སྨན་རྫས་ཀྱི་གསལ་བཤད་ཡི་གེ་ཞིབ་ཏུ་བཀླགས་ཏེ་སྨན་གྱི་གྲུབ་ཆའི་ནང་དུ་ཁ་ལོ་བ་བར་གནོད་པ་ཡོད་མེད་ལ་བལྟ་དགོས། གལ་ཏེ་གཉིད་སྨན་དང་ཚོར་ལྡུག་འགོག་པའི་སྨན་སོགས་ཀྱི་གྲུབ་ཆ་ཡོད་ན་མ་བསྟེན་ན་ལེགས།

དྲུག མཆིན་ནུས་མི་བཟང་བའི་ནད་པའི་སྨན་བསྟེན་ཚུལ།

མཆིན་པ་ནི་སྨན་དུག་སེལ་དང་བཅོ་ཚབ་བྱས་པའི་དབང་པོ་གཙོ་བོ་ཞིག་ཡིན་པས། སྨན་དང་དུག་གིས་གནོད་པ་སྐྱེལ་སླ། མཆིན་པར་གནོད་པ་བྱུང་བ་དང་ཡང་ན་མཆིན་ནུས་མི་བཟང་བའི་ནད་པས་སྨན་བསྟེན་དུས་གཟབ་དགོས། སྨན་གྱིས་བསྐྱེད་པའི་ནད་འབྱུང་བར་སྔོན་འགོག་བྱེད་དགོས།

མཆིན་ནུས་མི་བཟང་བའི་ནད་པའི་སྨན་བསྟེན་པའི་རྒྱ་དོན།

1.ངོས་འཛིན་གསལ་པོ་བྱས་ཏེ་འོས་འཚམ་གྱི་སྨན་བསྟེན་དགོས།

2.མཆིན་པར་དུག་ཐོག་སྲིད་པའི་སྨན་མི་བསྟེན་པ་དང་ཉུང་ཙམ་བསྟེན་པ།

3.མཆིན་ནུས་མི་བཟང་ཡང་མཁལ་ནུས་བཟང་བའི་ནད་པར། མཆིན་དུག་ཐོག་མི་སྲིད་ལ་མཁལ་མ་ནས་ཕྱིར་འདོར་བའི་སྨན་བསྟེན་ན་ལེགས།

4.སྨན་ཕན་ཚུན་ལ་ཐེབས་པའི་ནུས་པར་མཉམ་འཛོག་དགོས་ཏེ། མཆིན་དུག་ཐོག་སྲིད་པའི་སྨན་སྣ་མཉམ་བསྲེས་སམ་ཡང་ན་སྨན་མཉམ་བསྲེས་བྱས་ན་མཆིན་དུག་ཐོག་སྲིད་པའི་སྨན་བསྟེན་མི་རུང་།

5.ཐོག་མར་སྨན་ཞུང་ཙམ་བསྟེན་ན་ལེགས། ཡུན་རིང་དུ་བསྟེན་དགོས་ན་དུས་ཐོག་ཏུ་མཆིན་ཞུས་ལ་བརྟག་དཔྱད་བྱ་དགོས་ཏེ། དེར་བརྟེན་ནས་སྨན་ཚད་ཞུང་དང་མཚམས་འཛོག་དགོས་མིན་ཐག་གཅོད་དགོས།

བདུན། མཁལ་ནུས་མི་བཟང་བའི་ནད་པའི་སྨན་བསྟེན་ཚུལ།

མཁལ་མ་ནི་མིའི་ལུས་ཀྱི་དབང་པོ་གལ་ཆེན་ཞིག་ཡིན་ལ། དེ་ལ་ཕྱིར་འདོར་གྱི་ནུས་པ་ཡོད་དེ། གཅིན་འབབ་པ་དང་བསྡུན་ནས་སྨན་རྫས་འདོར་བ་ཡིན། ལུས་ཀྱི་བརྗེ་ཚབ་ཐོན་

དངོས་དང་སྨན་རོ། དུག་རོ་སོགས་འདོར་བ་ཡིན། གཞན་ཡང་སློམ་སྒྲིག་གི་བྱེད་ནུས་ཡོད་དེ། ལུས་ཀྱི་ཆུའི་ཁམས་དང་གློག་འབྱེད་རྫས་ཀྱི་གར་ཚད་སློམ་སྒྲིག་བྱས་ཏེ། སྐྱུར་དང་བུལ་གྱི་ངོ་སློམས་དང་ཁྲག་ཤེད་རྒྱུན་སྲུང་བྱེད་པ་ཡིན། ཟགས་ཐོན་གྱི་བྱེད་ནུས་ཡོད་དེ། མཁལ་རྒྱུ་ཟགས་ཏེ་ཁྲག་ཤེད་སློམ་སྒྲིག་དང་ཕྲ་ཕུང་དམར་པོ་གྲུབ་པའི་རྒྱུ་བསྐྱུན་ནས་ཁྲག་ཆུང་བ་ལེགས་བཅོས་བྱས་པ་བཅས་ཀྱི་ལས་བྱེད། མཁལ་མར་སྨན་བཟེ་ཚབ་བྱས་པའི་ནུས་པ་ཡང་ཡོད། མཁལ་ནུས་མི་བཟང་བའི་ནད་པའི་འཛུ་ལེན་དང་ཁྱབ་ཚུལ། བཟེ་ཚབ། ཕྱིར་འདོར་སོགས་ལ་འགྱུར་བ་འབྱུང་ངེས་ཡིན།

མཁལ་མར་སྐྱོན་བྱུང་ཆེ་མཁལ་ནུས་ཇེ་ཞན་དང་འཚོ་

རྒྱུD2བསྐྱུར་དུ་ཚའང་འགྱུར་བྱུང་བ་མི་འདང་བས། རྒྱུ་ལམ་གྱི་ཀལ་འཇུ་ལེན་ཇེ་ཉུང་དུ་འགྲོ་བ་ཡིན། གཅིན་དུག་ནད་ཡོད་པའི་མི་ལ་ཟོ་རྒྱུའི་ནུས་པ་འཁྲུགས་པའི་སྐྱོན་ཡོད་པས་སྨན་གྱི་འཇུ་ལེན་ལ་གནོད་ཀྱིན་ཡོད། མཁལ་ནུས་མི་བཟང་ཚེ་ཁྲག་གི་སྨན་དང་སྤྲི་དཀར་འདྲེས་ཚད་དང་ཁྲབ་ཚུལ་ལ་འགྱུར་ལྡོག་བྱུང་སྟེ། མཐར་སྨན་གྱི་གར་ཚད་དང་ཕྱིར་འདོར་གྱི་མྱུར་ཚད་ལ་འགྱུར་ལྡོག་འབྱུང་བ་ཡིན། མཁལ་མའི་རྩབས་མང་པོར་མཁལ་ནུས་ལ་སྐྱོན་ཞུགས་ཚེ་འགྱུར་ལྡོག་འབྱུང་བས་སྨན་གྱི་སྦྱོ་སྦྱུར་དང་བརྗེ་ཚབ་ལ་གེགས་བཟོ་ངེས། མཁལ་ནུས་མི་བཟང་བའི་ཚེ་མཁལ་མའི་ཁྲག་རྒྱུག་ཚད་ཇེ་ཉུང་དང་མཁལ་རིལ་གྱི་བཙགས་ཚད་ཇེ་ཉུང་དུ་འགྲོ་བ། མཁལ་སྦྲུག་གི་ཟགས་

ཐོན་རྗེ་ཙམ་དུ་སོང་སྟེ་བསྐྱར་དུ་འཇུ་ལེན་བྱས་པར་གེགས་བཟོ་བས་གཅིན་ཙམ་བ་དང་གཅིན་གྱི་སྐྱུར་བིལ་ཚད་ལ་འགྱུར་ལྡོག་བྱུང་ནས། མཐར་སྨན་འདོར་མ་ཐུབ་པར་དུག་ཐོག་སྲིད་པ་ཡིན།

མཁལ་ནུས་མི་བཟང་བའི་ནད་པའི་སྨན་བསྟེན་པའི་རྩ་དོན།

1.ནད་གཞི་དངོས་དང་གསོ་བཅོས་དམིགས་ཡུལ་གསལ་པོ་བྱ་དགོས། སྨན་འོས་འཚམ་དུ་བསྟེན་པ་དང་གནད་ཐོག་ཏུ་འཁེལ་དགོས།

2.མཁལ་དུག་ཐོག་སྲིད་པའི་སྨན་སྤང་དགོས།

3.སྨན་ཕན་ཚུན་ལ་ཐེབས་པའི་ནུས་པར་མཉམ་བཞག་

སྟེ། མཁལ་མར་གནོད་སྐྱོན་གསར་བ་འབྱུང་དུ་འཇུག་མི་རུང་། དུས་མཚུངས་སུ་སྨན་མང་པོ་བསྟེན་དུས་སྨན་ཕན་ཚུན་གྱི་བརྗེ་ཚབ་ཐོན་དངོས་ཀྱིས་མཁལ་མར་གནོད་པ་འབྱུང་མིན་བརྟག་དགོས།

4.མཁལ་ནུས་ལ་དུས་ཐོག་ཏུ་བརྟག་དགོས། ནད་པབས་ཀྱི་འགྱུར་ལྡོག་དང་མཁལ་ནུས་ཀྱི་འགྱུར་ལྡོག སྨན་གྱི་མི་འཁྲོད་པའི་གནས་སོགས་ལ་བརྟག་སྟེ། དུས་ཐོག་ཏུ་སྨན་བརྗེ་བ་དང་སྤེལ་ཚད་སྙོམ་པ། བསྟེན་མཚམས་ཀྱི་དུས་ཚོད་སྙོམ་པ་སོགས་བྱ་དགོས། མཁལ་མར་དུག་ཐོག་སྲིད་པའི་སྨན་གྱིས་མཁལ་མར་གནོད་སྐྱོན་ཐེབས་སྲིད་པ་ཡོད་ཚད་ལ་གཟབ་དགོས།

བརྒྱད། ཀྲུང་སྨན་དང་ནུབ་སྨན་མཉམ་བསྡེབ་ཀྱི་གནད་དོན།

དེང་སྐབས་སྨན་མང་པོ་མཉམ་དུ་བསྡེབ་པ་ནི་མི་རྣམས་ཀྱི་གོམས་གཤིས་ཤིག་ཏུ་ཆགས་ཡོད་ལ། དེ་ལས་ཀྲུང་སྨན་དང་ནུབ་སྨན་མཉམ་བསྡེབ་བྱ་བ་ནི་རྒྱུན་ལྡན་ཞིག་རེད། 1569ལོར་ཕྲུའུ་ཐའོ་ཡའི་མིས་ཨའོ་མོན་ནས་ནུབ་ལུགས་གསོ་རིག་གི་ཆོས་ཚོགས་སྨན་ཁང་བཙུགས་པ་ནས། ནུབ་སྨན་རང་རྒྱལ་དུ་དར་ནས་ལོ་ངོ400ལྷག་འགོར། ནུབ་སྨན་དང་ཀྲུང་སྨན་མཉམ་འབྲེལ་གྱི་བརྒྱུད་རིམ་རིང་མོ་ཞིག་འདས་

རྗེས་རིམ་བཞིན་ཀྲུང་ནུབ་ཟུང་འབྲེལ་གྱི་གསོ་རིག་ཅིག་ཀྱང་གྲུབ། དེས་ལག་ལེན་གྱི་དངོས་ཀྱི་ཁྲོད་ནས་ནུས་པ་མི་དམན་པ་ཐོན་ཏེ་ཁྱད་ཆོས་ལྡན་པ་ཞིག་ཏུ་གྱུར་ཡོད། ཀྲུང་སྨན་དང་ནུབ་སྨན་གཉིས་ཀྱི་གཞུང་ལུགས་ཀྱི་མ་ལག་མི་འདྲ་བ་མ་ཟད། སྨན་རྫས་ལ་མཚོན་ན་ཡང་ནུབ་སྨན་གྱི་གྲུབ་ཆ་རྐྱང་བ་དང་དམིགས་ཡུལ་དང་ཕན་འབྲས་གསལ། ཀྲུང་སྨན་གྱི་གྲུབ་ཆ་རྙོག་འཛིང་ཆེ་ལ་ཕན་འབྲས་དལ་ཞིང་ཡུན་རིང་། དེ་གཉིས་ཀས་ཕན་ཚུན་གྱི་ལེགས་ཆ་འདོན་སྤྲེལ་བྱས་ནས་ཕན་འབྲས་ཇེ་ལེགས་དང་ལོག་གནོད་ཇེ་ཆུང་དུ་བཏང་ན་ཏ་ཅང་བཟང་སོང་། བསྟེན་མ་ཤེས་ན་ཕན་འབྲས་མི་ལེགས་པ་མ་ཟད་དུག་ནུས་ཆེ་བས་མཉམ་འཇོག་བྱ་དགོས། དེར་ད་དུང་ཞིབ་འཇུག

དང་ཕྱོགས་སྟོམ་མང་ཙམ་བྱས་ན་རིམ་བཞིན་འཕྲུས་ཚང་ཅན་གྱི་མ་ལག་ཅིག་ཆགས་ཐུབ་པ་མྱོང་བར་འགྱུར། ད་ལྟའི་བར་དུ་ད་རུང་མཉམ་འཛོག་དགོས་པའི་སྐྱོན་ཆ་མང་ཙམ་མཆིས་པས། སྨན་ཉེ་དུས་སྨན་པར་བློ་དྲིས་ནས་དེའི་དགེ་སྐྱོན་རྟོགས་དགོས།

བཞི་པ། སྨན་ཐོ་མི་དགོས་སྨན་འོས་འཚམ་

དུ་བསྟེན་ཚུལ།

སྨན་བཅོས་འཕྲོད་བསྟེན་བཅོས་སྒྱུར་དང་སྨན་རྫས་རིགས་འབྱེད་དོ་དམ་ལག་ལྟར་བྱས་པ་དང་བསྟུན་ནས། མི་རྣམས་ཀྱི་སྨན་བཅོས་འགན་སྲུང་དང་མཛད་སྒྲོད་ཀྱི་རྣམ་པ་ལ་

ཡང་འགྱུར་ལྡོག་ཆེན་པོ་བྱུང་། སྔོན་ཆད་ནད་ལ་བརྟག་པ་དང་སྨན་བསྟེན་ཚང་མ་སྨན་ཁང་དུ་འགྲོ་དགོས་ལ། སྨན་པས་ལྟ་སྐྱོང་འོག་ནས་ད་གཟོད་སྨན་བཅོས་བྱེད་ཐུབ། ད་ལྟOTCསྨན་རྫས་མང་པོ་ཐོན་ཡོད་པས་མང་ཚོགས་སྨན་པ་མེད་ཀྱང་རང་གིས་སྨན་ཉོས་ནས་གསོ་བཅོས་བྱེད་ཐུབ། དེར་དུས་ཚོད་དང་རྩོལ་ཤུགས། འགྲོ་གྲོན་བཅས་གྲོན་ཆུང་བྱེད་ཐུབ་པས་སྟབས་བདེ་མོད། སྨན་གྱི་མི་འཕྲོད་པའི་གནས་དང་སྨན་ཕན་ཚུན་བར་ལ་ཤུགས་རྐྱེན་ཐེབས་ཏེ་ལུས་པོར་གནོད་པའི་ཚད་ཀྱང་ཇེ་མང་དུ་འགྲོ་ངེས་པ་ཡིན། དེ་བས་གསོ་རིག་གི་ཤེས་བྱ་ཁྱབ་བརྡལ་དུ་བཏང་སྟེOTCསྨན་རྫས་བདེ་འཇགས་དང་འོས་འཚམ་དུ་བསྟེན་རྒྱུ་ནི་མང་ཚོགས་ཀྱི་བདེ་ཐང་ལ་སྲུང་སྐྱོང་བྱ་

བའི་ལས་ཀ་གལ་ཆེན་ཞིག་ཏུ་གྱུར་ཡོད།

གཅིག OTC སྨན་ཉོ་ཚུལ།

(གཅིག) ནད་གཞི་ངོས་ཟིན་པ། རང་གི་ནད་གཞི་རང་གིས་ངོས་ཟིན་རྒྱུ་ནི་སྨན་པོ་མི་དགོས་པའི་སྨན་ཉོ་བའི་སྔོན་འགྲོ་ཡིན། ནད་བྱུང་བའི་དུས་དང་མིག་སྔའི་གནས་ཚུལ། ནད་རྟགས་ཀྱི་འཕེལ་འགྱུར། སློང་རྐྱེན། ནད་ཀྱི་ལོ་རྒྱུས། གསོ་བཅོས་ཀྱི་བརྒྱུད་རིམ་སོགས་ཤེས་ན་ནད་ངོས་རང་གིས་འཛིན་པར་ཕན་ཐོགས། དེ་ཡང་ནམ་རྒྱུན་གསོ་རིག་གི་རྒྱུན་ཤེས་ལ་སློབ་སྦྱོང་བྱས་ན་མ་གཏོགས་ནད་ངོས་འཛིན་རྒྱུ་དེ་ལས་སླ་མོ་ཞིག་མིན། དེབ་འདིའི་ལེ་ཚན་ལྔ་པར་རྒྱུན་མཐོང་གི་

ནད་རིགས10ལྷག་གི་ངོ་སྤྱོད་རགས་བསྡུས་ཡོད་པས་དབྱད་གཞིར་བཟུང་ཆོག དེ་མིན་སྨན་པར་བློ་དྲིས་ནསOTCསྨན་ཉོས་ན་ལེགས།

(གཉིས) འདྲི་བལྟ་དབྱད་གསུམ། དང་པོ་འདྲི་བ་ལ་སྨན་ཚོང་ཁང་གི་སྨན་པར་བློ་དྲིས་ནས་ཁོ་ཚོའི་བསམ་འཆར་ལ་ཉན་པ། གཉིས་པ་བལྟ་བ་ནི་སྨན་གྱི་བྱེད་ནུས་རང་གི་ནད་ལ་འཕྲོད་མིན་བལྟ་དགོས། གསུམ་པ་དབྱད་བསྡུར་ལ་སྨན་སྣ་གཅིག་ལ་བཟོ་གྲྭ་དང་སྡེབ་སྦྱོར་སོགས་མི་འདྲ་བ་མང་པོ་ཡོད་པས། དེ་དག་རེ་རེ་བསྡུར་ནས་རང་གིས་བློ་ར་འབབ་པའི་བཟོ་གྲྭ་དང་སྡེབ་བཟོ་སོགས་ཉོ་བ། སྤྱིར་བཏང་དུ་བཟོ་གྲྭ་གྲགས་ཅན་དང་ཐོན་རྫས་གྲགས་ཆེན་ལ་བལྟ་བ་ཡིན།

(གསུམ)　གསལ་བཤད་ཡི་གེ་གློག་ཞེས་དགོས་པ། གསལ་བཤད་ཡི་གེ་ནི་སྨན་ཉོ་བ་དང་བསྟེན་པའི་ཕྱོགས་སྟོན་ལྟ་བུ་ཡིན། འདིར་གསལ་བཤད་ཡི་གེའི་ནང་དོན་བརྒྱད་ལ་མཉམ་འཇོག་དགོས་ཏེ། དེ་དག་ནི་གཅིག་ནས་བྱེད་ནུས་གཙོ་བོ་ཞེས་དགོས། གཉིས་ནས་བསྟེན་ཐབས་དང་བསྟེན་ཚད་བསྟེན་ཡུན་བཅས་ཞེས་དགོས། གསུམ་ནས་མི་འཕྲོད་པ་གང་དག་ཡོད་མེད་དང་སྨན་དེའི་བདེ་འཇགས་རང་བཞིན་ཅི་འདྲ་ཡིན་པ་ཞེས་པ། བཞི་ནས་སྨན་དེའི་སྲུང་བྱ་ཞེས་ནས་རང་ཉིད་ཀྱི་བསྟེན་རུང་མིན་ཞེས་པ། ལྔ་ནས་མཉམ་འཇོག་བྱ་ཡུལ་ཞེས་དགོས་པ། དྲུག་ནས་སྨན་པར་ཚུན་ལ་ཤུགས་རྐྱེན་ཐེབས་མི་ཐེབས་ཞེས་ཏེ། རང་གིས་སྨན་གང་ཞིག་བསྟེན་དུས་སྨན་

གཞན་གང་ཞིག་དང་བསྲེས་རུང་མིན་ཤེས་པ། བདུན་ནས་སྨན་གྱི་ཚོག་དཔང་དང་ཨང་རྟགས། ཡང་ན་སྨན་ཐུས་ཐོན་པའི་དུས་ཚོད་བཅས་ཤེས་དགོས་པ། བརྒྱད་ནས་སྨན་གང་དེའི་དཔང་ཡིག་དང་ཨང་རྟགས། ཐོན་སྐྱེད་བཟོ་གྲྭ་དང་འབྲེལ་གཏུགས་བྱེད་ས་སོགས་ཤེས་དགོས་པ་བཅས་ཡིན།

གཉིས། OTC སྨན་ཡང་དག་ཏུ་བསྟེན་རྒྱུལ།

(གཅིག) སྨན་ནད་ཐོག་ཏུ་འཕེལ་བ། སྨན་མ་བསྟེན་གོང་དུ་གསལ་བཤད་ཡི་གེ་ཞིབ་ཏུ་བཀླགས་ཏེ་རང་ཉིད་ཀྱི་ནད་ལ་

སྨན་དེ་འཕྲོད་མིན་བརྟག་དགོས། སྨན་དེ་རང་གི་ནད་ལ་འཕྲོད་ཚེ་གཞི་ནས་བསྟེན་ཆོག

(གཉིས) གསལ་བཤད་ཡི་གེར་བཀོད་པའི་བསྟེན་ཐབས་དང་བསྟེན་ཚད་བརྩི་སྲུང་བྱ་བ། གང་འདོད་ལྟར་བསྟེན་ཚད་དང་བསྟེན་མཚམས་ཀྱི་བར་ཐག་ཇེ་རིང་དུ་གཏོང་མི་རུང་། སྤྱིར་བཏང་དུ་ཉིན་རེར་ཐེངས་གསུམ་བསྟེན་པ་དང་། དེ་ཡང་ཉིན་རེའི་ཚལ་མ་གསུམ་པོར་གོ་བ་མིན་པར་ཉིན་རེའི་ཆུ་ཚོད24ཆ་སྙོམས་སུ་བགོས་ཏེ་ཆུ་ཚོད8རེར་ཐེངས་རེ་བསྟེན་པ་ལ་གོ ཟས་སྔོན་དུ་བསྟེན་ནམ་ཡང་ན་ཟས་གཞུག་ཏུ་བསྟེན། ཡང་ན་ཞོག་སྟོང་དུ་བསྟེན། རིལ་བུ་ཧྲིལ་པོ་མིད་དམ་ཡང་ལྡད་ནས་མིད་པ་སོགས་རེ་རེ་བཞིན་གསལ་བཤད་ཡི་གེར་འཀོད་

པ་ལྟར་བསྟེན་དགོས།

(གསུམ) བསྟེན་ཡུན། གསལ་བཤད་ཡི་གེའི་གཏན་ཁེལ་ལྟར་བསྟེན་པ་ལས་གང་འདོད་དུ་ཇེ་རིང་དུ་གཏོང་མི་རུང་།

རྒྱལ་ཁབ་ཀྱིས་གཏན་ཁེལ་བྱས་པའིOTCསྨན་གྱི་བསྟེན་ཡུན།

1.གཉན་གཙོག་ཟུག་འཇོམས་ཀྱི་སྨན་ལྟ་བུར། གཉན་གཙོག་པ་ལ་ཉིན་གསུམ་དང་ཟུག་གཟེར་འཇོམས་པ་ལ་ཉིན་ལྔ།

2.གཉིད་སྨན་གཟའ་འཁོར་གཅིག་ལས་བརྒལ་མི་རུང་།

3.སྐྱུར་འགོག་སྨན་ཡང་གཟའ་འཁོར་གཅིག་ཙམ་ཡིན།

4.ཕོ་རྒྱུའི་རྩ་འཁྲུམ་པ་བཅོ་བའི་སྨན་ནི་ཉིན་གཅིག་ཙམ།

5.ཚམ་པའི་སྨན་ལ་ཉིན་ལྔ་ནས་ཉིན་བདུན།

6.གློ་ལུད་སེལ་བའི་སྨན་ལ་གཟའ་འཁོར་གཅིག་ཙམ་བཅས་ཡིན།

(བཞི)སྨན་བསྟེན་རྗེས་ཀྱི་འགྱུར་ལྡོག་ལ་ལྟ་རྟོག་བྱེད་པ། ཕན་འབྲས་བཟང་མིན་དང་མི་འཕྲོད་པ་འབྱུང་མིན་ལ་བརྟག་དགོས། གལ་ཏེ་མི་འཕྲོད་པ་བྱུང་ཚེ་སྨན་ཁང་དམ་སྨན་རྫས་དོ་དམ་ཅུས། ཡང་ན་སྨན་རྫས་བཟོ་གྲྭ་སོགས་ལ་གནས་ཚུལ་བཤད་དགོས།

(ལྔ) སྨན་བསྟེན་རྗེས་སྨན་ཐུམ་ཉར་དགོས། སྨན་ཐུམ་གྱི་སྟེང་ན་ཐོན་སྐྱེད་དུས་ཚོད་དང་ཨང་རྟགས། གོ་ཆོད་པའི་དུས་ཡུན་བཅས་ཡོད། གལ་ཏེ་སྨན་ལ་གནད་དོན་ཡོད་ཅིང་མི་འཕྲོད་པ་བྱུང་ན་སྔར་དུ་ཨང་རྟགས་ལ་བརྟེན་ནས་བཟོ་གྲྭ་དེའི་

ཐོན་སྐྱེད་གནས་ཚུལ་ལ་རྒྱུས་ལོན་བྱེད་ཚོག

(དྲུག)OTCསྨན་གྱི་ཤེས་བྱ་སྐོར་ཞིག་བློ་ལ་འཛིན་བདེ་

བའི་ཆེད་དུ་ག་ཤམ་དུ་སྟབས་བདེར་འཕོད་ཡོད་དེ།

སྨན་རྫས་རིགས་ལྷུར་དོ་དམ་བྱས། ནད་ཆུང་སྨན་པར་

བསྟེན་མི་དགོས།

སྨན་གྱི་ཤེས་བྱ་ལེགས་བསགས་ན། རང་ནད་གསོ་བར་

ཤིན་ཏུ་ཕན།

གསལ་བཤད་ཡི་གེ་ཞིབ་བཀླགས་ནས། འདྲི་བལྟ་དཔྱད་

ཀྱིས་བརྟག་པར་བྱེད།

སྨན་ཐུས་ནད་རྟེན་བཅས་ལ་ཡང་། དཔྱད་དང་བསྡུར་

གྱིས་འཁྱོད་མིན་བལྟས།

བསྐྱེན་ཐབས་བསྐྱེན་ཚད་ནོར་མི་རུང་། སྤྱང་བྱ་འཛེམ་བྱ་ཡིད་ལ་ཟུངས།

སྨན་རྟགས་བཟོ་གྲྭའི་ཨང་རྟགས་སོགས། སྨན་ཤུམ་ལ་སོགས་ཉར་ན་ལེགས།

བསྐྱེན་རྗེས་མི་འཕྱོད་བསྐྱེན་མཚམས་ཞོག ན་བར་གྱུར་ན་གོང་ལ་ཞུས།

སྨན་ནི་བདེ་འཇགས་སུ་བསྐྱེན་ན། ཉེན་ཁ་སོགས་དང་འབྲལ་བར་ངེས། །

ལྔ་བ། སྨན་ཐོ་མི་དགོས་པའི་སྨན་གྱིས་རྒྱུན་མཐོང་ནད་བཅོ་ཚུལ།

ཚ་རྒྱག་པ།

གཅིག མདོར་བསྟན་པ།

རྒྱུན་ལྡན་དུ་མིའི་ལུས་དྲོད་ནི37℃ཡས་མས་ཡིན། ལུས་ཀྱི་གནས་མི་འདྲ་བའི་དྲོད་ཚད་ཀྱང་མི་འདྲ་སྟེ། གཞང་སྒོའི་དྲོད་ཚད37.5℃ཡིན་ལ། ཁའི་དྲོད་ཚད37℃ཡིན།

མཚན་ཁུང་གི་དྲོད་ཚད36.5℃ཡིན། ཉིན་གཅིག་གི་ཁྲོད་ནས་སྤྱ་མོའི་དྲོད་ཚད་ཅུང་དམའ་ལ་ཕྱི་དྲོ་མཐོ་བ་ཡིན། འོན་ཀྱང་ཉིན་མཚན་གཉིས་ཀྱི་བར་གྱི་ཁྱད་པར1℃ལས་བརྒལ་མི་སྲིད། ལོ་ན་དང་རྟེན་མི་འདྲ་ན་ཡང་དྲོད་ཚད་འདྲ་བ་མ་རེད། དེ་ལ་ད་དུང་ཟས་སྤྱོད་དང་སེམས་སོགས་ཀྱིས་ཤན་ཤུགས་ཐེབས་པ་ཡིན། མིའི་ལུས་ཕུང་གིས་མཚམས་མེད་དུ་བརྗེ་ཚབ་བྱེད་ཀྱིན་ཡོད་ལ་དྲོད་དང་ནུས་པ་བསྐྱེད་བཞིན་ཡོད། དེ་ཡང་རྫུལ་ཆུ་དང་པགས་པ། ཁྲག་རྩ་སོགས་བརྒྱུད་ནས་ཕྱིར་འདོར་བཞིན་ཡོད། ལུས་དྲོད་ནི་དྲོད་ཚད་དཀྱིལ་གཞུང་གིས་ཚོད་འཛིན་བྱེད་ཀྱིན་ཡོད་ལ། དེས་དྲོད་བསྐྱེད་པ་དང་དྲོད་འདོར་བ་དོ་མཉམ་ཡོང་བར་བྱེད་ཀྱིན་ཡོད།

གཉིས། OTC སྨན་གྱིས་བཅོ་ཐབས།

ཚ་བ་ལས་གཉན་གཅོག་ཟུག་འཇོམས་ཀྱི་སྨན་བསྟེན་དགོས། སྨན་དེ་རིགས་ལ་ཚ་བ་གཅོག་པ་དང་ཟུག་གཟེར་འཇོམས་པའི་ནུས་པ་ཡོད་ལ། གཉན་ཁ་དང་གྲུམ་བུ་འཇོམས་པའི་ནུས་པ་ཡང་ཡོད། ཚ་རྒྱག་པ་ནི་མིའི་ལུས་ཀྱི་ནད་འགོག་ནུས་པ་ཞིག་ཡིན་ཀྱང་། ཚ་རྒྱག་དུས་ལུས་ལ་འགྱུར་ལྡོག་སྣ་ཚོགས་བྱུང་སྟེ་ལུས་སྟོབས་ཟད་དེ་ཞུགས་མེད་པར་འགྱུར་ལ། ཚ་བ་ཆེ་ན་ལུས་ལ་གནོད་པ་དང་ནད་གཞན་བསྐྱོངས་སྲིད་པས་འོས་འཚམ་གྱིས་གསོ་བཅོས་བྱ་དགོས།

གཉན་གཅོག་ཟུག་འཇོམས་ཀྱི་ཚ་བ་འཇོམས་པ་ནི་ལུས་

ལ་རྡོད་བསྐྱེད་པ་འགོག་པ་མིན་པར་ལུས་ཀྱི་རྡོད་འདོར་བར་གྲོགས་བྱས་པ་ཡིན། གཙོ་བོ་ནི་མདུན་ཆགས་གཤེར་རྨེན་རྒྱུ་གྲུབ་དང་འདོར་བ་བཀག་སྟེ། ཁྲག་རྩ་བསྐྱེད་པ་དང་ཁྲག་རྒྱུག་ཚད་ཇེ་དྲག་ཏུ་བཏང་ནས་རྡོད་འདོར་བ་ཡིན། སྨན་དེ་རིགས་ཀྱིས་ཚ་མགོ་གནོན་པ་ལས་ཚ་བ་རྒྱས་པའི་རྒྱུ་དང་རྩ་བ་འདོན་མི་ཐུབ། དེ་བས་གཉན་གཙོག་ཟུག་འཇོམས་ཀྱི་སྨན་དང་མཉམ་དུ་དེའི་རྒྱུ་རྐྱེན་དང་རྩ་བར་དམིགས་ནས་ཀྱང་གསོ་བཅོས་བྱ་དགོས། གསལ་འདེབས་བྱེད་རྒྱུ་ཞིག་ལ་ཚ་བ་ཆེ་བ་དང་ཡང་ན་ཚ་ཆུང་ཡང་ཞི་རྒྱུ་མེད་པ་ནི་ནད་གཞི་ཚབས་ཆེ་བའི་རྟགས་ཤིག་ཡིན་པས་གཉན་གཙོག་ཟུག་འཇོམས་སྨན་གྱིས་ཚ་མགོ་གནོན་ཀྱང་ནད་གཞི་རྩ་ནས་འབྱིན་མེད་པས།

ནད་ཀྱི་ངོ་བོ་བསྒྲིབས་ཏེ་ངོས་འཛིན་ལ་བར་ཆད་བཟོ་ཡང་སྲིད།

ཟུག་གཟེར་ཀུང་རྒྱུན་མཐོང་གི་ནད་རྟགས་ཤིག་ཡིན་ལ། ཚ་རྒྱག་པ་དང་མཉམ་དུ་བསྟོངས་པ་ཞིག་ཡིན། ཆམ་པ་ནི་ཚབ་མཆོན་རང་བཞིན་གྱི་ནད་ཅིག་ཡིན་ཏེ། གཉན་གཅོག་ཟུག་འཛོམས་སྨན་བསྟེན་ན་འོས། སྨན་དེ་རིགས་མགོ་ན་བ་དང་ཚིགས་གཞི་ན་བ། མགོ་གཞོགས་ན་བ། སོ་ན་བ། ཕ་གྲིམ་ན་བ། དབང་རྩ་ན་བ། ཟླ་མཚན་འབབ་དུས་ན་བ་སོགས་ཡང་མོའི་རིགས་ལ་ཕན། འོན་ཀུང་རྨས་སྐྱོན་སོགས་ཀྱི་ན་ཟུག་ཆེན་པོ་རྒྱག་པ་དང་རྩ་འཁྲུམ་གྱིས་ཟུག་གཟེར་སོགས་ལ་མི་ཕན།

རྒྱལ་ཁབ་སྨན་རྫས་ངོ་དམ་ཐུས་སྨན་རྫས་བདེ་འཇགས་ལྟ་སྐུལ་ཇ་འཛུགས་ཀྱིས་བསྒྲིགས་པའི<<སྨན་ཐོ་དགོས་པ་

དང་མི་དགོས་པའི་སྨན་རིགས་དགར་ནས་དོ་དམ་བྱ་བའི་ལག་དེབ>>ཞེས་པའི"སྨན་ཐོ་མི་དགོས་པའི་རྫས་འགྱུར་སྨན་རྫས་ཀྱི་དཀར་ཆག"ཅེས་པར་བསྡུས་པའི་གཉན་གཙོག་ཟུག་འཇོམས་ཀྱི་སྨན་སྣ་བརྒྱ་ལ་ཉེ་ཙམ་ཡོད་ལ། དེའི་སྤྱོད་སྒོ་ཆེ་བ་ཡང་ཤེས་ཐུབ། སྨན་སྣ་དེ་དག་གི་གྲུབ་ཆ་གཙོ་བོ་ནི་ཧུའེ་དབྱི་ཞན་ཨེམ་ཊི་ཧྲིན་དང་ཨ་སི་ཕི་རིན། ཕུ་ཐོར་ཧྲན། པེ་ལའོ་ཀྱི་དང་ཁིལ་ཟུང་ཧྲིན་སྐྱུར་སོགས་ཡིན། གཤམ་ནས་སྨན་དེ་དག་ངོ་སྤྲོད་ཙམ་བྱ།

(གཅིག)ཧུའེ་དབྱི་ཞན་ཨེམ་ཊི་ཧྲིན།

སྨན་དེ་ལ་མདུན་ཆགས་གཞེར་མཛེན་རྒྱུ་གྲུབ་པ་འགོག་ཅིང་གཉན་གཙོག་ཟུག་འཇོམས་ཀྱི་ནུས་པ་ལྡན། ཕོང་དུ

བསྙེན་ན་འཇུ་ལེན་མྱུར་ཞིང་བདེ་འཇགས་ཡིན། སྨན་བསྙེན་ཐེངས་ཀྱི་ཆུ་ཚོད0.5ནས2ཡི་ནང་དུ་ཁྲག་གི་གར་ཚད་ཆེས་མཐོ་ལ་ཟུས་པ་ཆུ་ཚོད3ནས4ལ་གནས་ཐུབ། སྨན་མང་ཆེ་བ་མཆིན་པ་ནས་བཟོ་ཚབ་དང་མཁལ་མ་ནས་ཕྱིར་བཞིན་ཡོད། ཚ་བ་གཅོག་པའི་ནུས་པ་ཅུང་ཆེ་ལ་ན་ཟུག་འཇོམས་པའི་ནུས་པ་ཅུང་ཞན། རྒྱུན་ལྡན་གྱི་བསྙེན་ཚད་བསྙེན་ན་མཆིན་པ་ལ་གནོད་པ་མེད་པས་ཅུང་བདེ་འཇགས་ཀྱི་གཉན་གཅོག་ཟུག་འཇོམས་སྨན་དུ་གཏོགས། རྒན་པ་དང་བྱིས་པ། ཡང་ན་ཨ་སི་ཕི་རིན་ལ་ཚོར་ལྷག་འབྱུང་བའི་ནད་པར་འཕྲོད།

(གཉིས) ཨ་སི་ཕི་རིན།

སྨན་བསྙེན་ཐེངས་འཇུ་ལེན་མྱུར་ཞིང་བདེ་འཇགས་ཡིན།

ཁོང་ནས་སྨུར་དུ་གྲེས་རྗེས་ལུས་ཡོངས་སུ་ཁྱབ་པ་ཡིན། གཉན་གཙོག་ཟུག་འཛོམས་ཀྱི་ནུས་པ་ཆེ་ལ་ཁྲག་རྩ་བསྐྱེད་ནས་པགས་པའི་ཁྲག་རྒྱུག་ཚད་ཇེ་མཐོར་བཏང་ནས། ཛུ་ལ་ཆུ་ལས་དྲོད་དོར་ནས་ཚ་བ་གཅོག་པའི་ནུས་པ་ཐོན་བཞིན་ཡོད། དེ་ལ་ད་དུང་ཟུག་འཛོམས་ཀྱི་ནུས་པ་ལྡན་ལ། ན་ཟུག་ཡུན་རིང་དུ་སྐྱེས་པར་ཡང་ཕན། ཆིགས་གཞི་ན་བ་དང་གྲུམ་བུའི་རིགས་ལ་ཕན། དེ་ཡང་གཙོ་བོ་མཆིན་པ་ནས་བརྗེ་ཚབ་དང་མཁལ་མ་ནས་ཕྱིར་འདོར་བ་ཡིན།

(གསུམ) ཕུ་ཐོར་ཧྲེན།

ཁོང་དུ་བསྟེན་རྗེས་འཛུ་ལེན་སྨུར་ལ། ཆུ་ཚོད1ནས2ཡི་ནང་དུ་ཁྲག་གི་གར་ཚད་ཆེས་མཐོན་པོར་འཕེལ་ནས་ཆུ་ཚོད

གཉིས་ཀྱི་རྗེས་ནས་ནུས་པ་ཉམས་འགོ་རྩོམ་པ་ཡིན། ཚིགས་གཞིའི་ནང་དུ་ཡང་རྒྱ་ཐུབ་ལ། ཁྲག་ལས་སྨན་གྱི་གར་ཚད་རྗེ་དམའ་རུ་སོང་ན་ཡང་ཚིགས་གཞིའི་བར་ནས་སྨན་གྱི་གར་ཚད་ཡུན་རིང་ལ་རྗེ་དམའ་རུ་མི་འགྲོ་བས། མིག་སྔར་ཚིགས་གཞིའི་གཉན་ཚ་ལ་ཧ་ཅང་ཕན་པའི་སྨན་ཞིག་ཡིན། དེའི་ཟུག་འཛོམས་ཀྱི་ནུས་པ་ཨ་སི་ཕི་རིན་ལས་ལྷབ16དང23གྱིས་ཆེ་ཡང་། གཉན་ཚ་གཅོག་པའི་ནུས་པ་ཙུང་ཞན། དེའི་ཕོ་རྒྱུར་མི་འཕྲོད་པ་ཆེར་མེད་པ་དང་ཡང་ན་ཙུང་ཡང་མོ་ཡིན། བུ་སྣོད་བརྒྱུད་དེ་འོ་མའི་ནང་དུ་ཡང་རྒྱ་ནུས། གཙོ་བོ་མཆིན་པ་ནས་བརྗེ་ཚབ་དང་མཁལ་མ་དང་བཤང་ལམ་ནས་འདོར་བ་ཡིན།

ཆམ་པ་དང་ཆམ་རིམས།

གཅིག མདོར་བསྟན་པ།

ཆམ་པ་ནི་ནད་དུག་སྣ་མང་གིས་འབྱིན་རྒྱུ་ལམ་ལ་རེད་པ་དང་འགོས་ཁྱབ་བྱུང་ནས་བསྐྱེད་པ་རེད། དུས་བཞི་པོར་འབྱུང་སྲིད་ལ་ལྷག་ཏུ་ནམ་རླུང་འགྱུར་ལྡོག་མང་བའི་དགུན་དཔྱིད་དུ་འབྱུང་བ་མང་། དེ་ཡང་སྣའི་ནད་དུག་གིས་སྣ་ཆམ་དང་སྨིན་བུའི་ནད་དུག་གིས་གཞེར་སྨིན་གྱི་ཆམ་པ་སློང་བ་སོགས་ལྟ་བུ་རེད། ཆམ་པ་ལ་བརྒྱུད་ལམ་གཉིས་ཡོད་དེ་གཅིག་ནི་ཐད་ཀར་འགོས་པ་དང་ཅིག་ཤོས་ནི་ནད་པས་སློ་ལུ་

དང་སྨྲིད་པ་བརྒྱབ་སྟེ་བྱུང་བའི་མཆི་མ་སོགས་ལས་འགོས་ཁྲབ་བྱུང་བ་རེད། ཁྲིས་པ་དང་རྒན་པ། ལུས་སྟོབས་ཞན་པ། ངལ་བ་དང་སྲོལ་ལམ་མི་ལེགས་པའི་མི་ལ་འབྱུང་སླ། ལུས་སྟོབས་ཞན་པའི་མི་ལ་ནམ་ཟླ་མི་ལེགས་པ་དང་ཚ་གྲང་མི་སྙོམས་པ། སྲོལ་ལམ་མི་ལེགས་པ། ཡང་ན་ངལ་ཞིང་དུབ་པའི་སྐབས་སུ་ཆམ་པ་འབྱུང་ཉེན་ཤིན་ཏུ་ཆེ།

ཆམ་རིམས་ནད་དུག་གིས་བསྐྱེད་པའི་འགོས་ནད་ལ་ཆམ་རིམས་ཟེར་ཞིང་། ནད་དུག་ནི་མཆི་མ་སོགས་ལས་འགོས་ཁྲབ་འབྱུང་བ་ཡིན། འགོས་ཚད་ཆེ་ལ་མྱུར་ཚད་མགྱོགས་པས་དུས་ཐོད་ཐུང་དུའི་ནང་དུ་མི་མང་པོར་འབྱུང་ངེས། ཆམ་རིམས་བག་ཉལ་གྱི་སྐབས་ནི་ཉུ་ཚོད་འགའ་ཤས་ནས་

ཉིན4ཡི་བར་ཡིན། དེ་ལ་ཟླ་གཉན་གྱི་ནད་ཅུང་མང་སྟེ་དཔེར་ན་གློ་ཚད་དང་སྙིང་ཚད། སྙིང་ཁེགས་ཤི་ཐེབས་པ་སོགས་ལྟ་བུ། འཛམ་གླིང་ཐོག་ཏུ་ཆམ་རིམས་འགོས་ཏེ་མི་མང་པོ་འཆི་བ་ཐེངས་མང་དུ་བྱུང་སྔོང་།

ཆམ་རིམས་ཀྱི་ནད་དུག་ལ་རིགས་མང་བ་མ་ཟད་གཞན་འགྱུར་འབྱུང་སླ། ལོ་ཤས་སྔོན་གྱི་བྱའི་ཆམ་རིམས་དང་H1N1ནད་དུག་ཀ་བ་སོགས་ནི་མི་ཕྱུགས་གཉིས་ཀར་འབྱུང་བའི་ཆམ་རིམས་ཡིན་ལ་ཉེན་ཁ་ཤིན་ཏུ་ཆེ། ནད་དུག་དེ་རིགས་ནི་སྲོག་ཆགས་ཀྱི་ཆམ་རིམས་ནད་དུག་དང་མིའི་ཆམ་རིམས་ནད་དུག་གཉིས་བསྐྱར་དུ་བསྲིགས་ཏེ་བྱུང་བ་ཞིག་རེད། འཛམ་གླིང་འཕྲོད་བསྟེན་ཅ་འཛུགས་ཀྱི་སྤྱི་གཉེར་བ་ཁྲིན་རྒྱུན་

རྒྱ་ཧྲུ་ཀྲེན་གྱིས2009ལོའི་ཟླ6པའི་ཚེས11ཉིནH1N1ནད་དུག་ཀ་བའི་ཉེན་ཚད་རིམ་པ་ཆེས་མཐོན་པོ་ཡིན་པ་གསལ་བསྒྲགས་བྱས། དེ་ལསH1N1ནད་དུག་ཀ་བའི་ཆམ་རིམས་ནི་འཛམ་གླིང་རང་བཞིན་གྱི་རིམས་ནད་ཆེན་པོ་ཞིག་ལ་བསྟན་ཡོད་ཅིང་། དེ་ནི་དུས་རབས21གི་ཆེས་ཐོག་མའི་རིམས་ནད་ཆེན་པོ་ཞིག་རེད།

གཉིས། ཆམ་པ་དང་ཆམ་རིམས་ཀྱི་ནད་རྟགས།

(གཅིག) ཆམ་པ།

ཆམ་པ་བྱུང་མ་ཐག་ལུས་ཀྱི་ཚ་ཤས་ཀྱི་རྟགས་མངོན་གསལ་ཡིན་ཏེ། སྣ་ཆུ་བཞུར་བ་དང་མིག་ཆུ་ཤོར་བ། སྦྲིད་པ་རྒྱག་པ། སྣ་འགག་པ། མིད་པ་སྐྲང་བ། གློ་ལུ་རྒྱག་པ། སྐད་འགག་པ་སོགས་འབྱུང་ལ། རིམ་བཞིན་ལུས་རྩོལ་བོའི་ནད་རྟགས་དཔེར་ན་ལུས་པོ་མི་བདེ་བ་དང་ཐང་ཆད་པ། ཡི་ག་འགག་པ། ཚ་རྒྱག་པ། མགོ་ན་བ། ཕོ་བ་སྦོས་པ་སོགས་ལྟ་བུ་འབྱུང་། བྱིས་པར་ཚ་ཆེན་རྒྱག་པ་དང་སྐྱུག་པ། བཤལ་བ། ཁམས་མི་དྭངས་པ་སོགས་འབྱུང་། སྤྱིར་བཏང་གི་ཆམ་པ་མང་ཤས་ནི་ནད་དུག་གིས་རེད་དེ་བྱུང་བ་ཡིན་ལ་ཉིན7ཡས་མས་སུ་རང་ཤུགས་ཀྱིས་སེལ་ཐུབ། ཁྲག་ལ་བརྟག་ན་ཁྲག་ཕུང་དཀར་པོ་ཉུང་བ་དང་འགོས་ཁྲབ་ཆེན་པོ་མི་འབྱུང་། ཟླ་གཉན་གྱི་ནད་

ཅུང་། གལ་ཏེ་ནད་ཡུན་རིང་ནས་གཟའ་འཁོར1ནང2འགོར་རྗེས་ད་དུང་མི་འཇོག་པར་ནད་རྟགས་ཇེ་ལྗིར་སོང་ན། སྣ་ཁུང་དང་གློ་ཡུ། གློ་བ་སོགས་ལ་ཕྲ་སྲིན་འགོས་པ་དང་། ཕྲ་ཕུང་དཀར་པོ་ཇེ་མང་དུ་སོང་ཡོད་ན་སྨན་ཁང་དུ་བསྟེན་ནས་སྲིན་འགོག་རྒྱུས་གསོ་བཅོས་བྱེད་དགོས།

(གཉིས) ཆམ་རིམས།

ནད་འགྱུར་མགྱོ གས་ཞིང་ནད་རྟགས་ཅུང་ལྗིད། དེས་ཆམ་རིམས་ནད་དུག་གི་འགོས་ཚད་དང་དུག་ནུས་ཆེ་བའང་མཚོན་ཐུབ། ཟླ་གཉན་གྱི་ནད་བསྐྱོངས་མེད་ཚེ་ཆམ་རིམས་ཀྱི་ནད་རྟགས་སྤྱི ར་བཏང་གི་ཆམ་པ་ལས་ཅུང་ལྗི་བ་ལས་འདྲ་མཚུངས་ཡིན། ཆམ་རིམས་ལ་ཟླ་གཉན་གྱི་ནད་མང་། ལུས་

སྟོབས་ཞན་པ་དང་རྒན་བྲེས་ལ་གློ་ཚད་བསྐྱོངས་པ་མང་ལ། བསྐྱོད་ཤུར་ཚ་ཆེན་རྒྱག་པ་དང་གློ་ལུ་རྒྱག་པ། འབྲིན་རྫུབ་དཀའ་བ། ཁྲག་སྐྱུག་པ་སོགས་འབྱུང་། གློ་བར་སོག་སྣྲ་གྲགས་ཤིངXདངCTབརྟག་ཆས་སུ་གློ་ཚད་མཐོང་ཐུབ། ད་དུང་སྐྱུགས་མེར་ལངས་པ་དང་སྐྱུག་པ། གསུས་པ་ན་བ་དང་བཤལ་བསོགས་འཛུ་བྲེད་མ་ལག་གི་རྟགས་ཡོད། ཚ་བ་མ་ཞི་ན་མགོ་ན་བ་དང་བརྒྱལ་བ་སོགས་དབང་རྩ་མ་ལག་གི་རྟགས་ཀྱང་འབྱུང་། ལ་ལར་སྙིང་ཚད་དང་སྙིང་ཁེགས་ཤི་ཐེབས་པ་སོགས་འབྱུང་། ལྷ་གཉན་གྱི་ནད་དེ་དག་ལOTCསྨན་ཁོ་ནས་གོ་མི་ཆོད་པས་སྨན་ཁང་དུ་བསྟེན་དགོས།

གསུམ། OTC སྨན་གྱིས་

བཅོ་ཐབས།

ནད་དུག་ནི་ཕྲ་ཕུང་དུ་གནས་པའི་ཕྲ་ཕུང་གི་སྐྲིག་གཞི་དང་རྒྱབས་ཀྱི་མ་ལག་མེད་པའི་ནད་བསྐྱེད་ཆ་རྡུལ་ཞིག་ཡིན། སྤྱིར་འགོག་རྒྱུས་དེ་ལ་གོ་མི་ཆོད། རང་སྟེང་གི་ནད་འགོག་ནུས་པས་འགོག་པ་ལས་འོས་མེད། སྨན་པ་དག་གིས་ནད་དུག་འགོག་པའི་སྨན་དང་གསོ་བཅོས་ཐབས་ལ་ཞིབ་འཇུག་བྱེད་བཞིན་ཡོད། ཀྱང་སྨན་ལ་ལར་ནད་དུག་འགོག་པའི་ནུས་པ་ཡོད་པས་མཐོང་ཆེན་བྱེད་འོས།

མིག་ སྔུར་ཆམ་པ་དང་ཆམ་རིམས་བཙོ་བའི་རྫས་འགྱུར་སྨན་རྫས་དག་ནི་ནད་རྟགས་ཀྱི་མགོ་གནོན་བྱེད་ཙམ་ལས་མེད། ནད་རྟགས་སྣ་ཚོགས་སུ་མངོན་པས་སྨན་སྣ་ཁ་ཚར་ཅན་མང་པོར་བརྟེན་པ་ལས་སྨན་སྣ་གཅིག་གིས་གོ་མི་ཆོད། རྒྱུན་དུ་སྤྱོད་པའི་སྨན་ལ།

1.གཉན་གཙོག་ཟུག་འཇོམས་སྨན། དཔེར་ན་ཨ་སི་པི་རིན་དང་ཧྥུའེ་དབྱི་ཞན་ཨེ་མ་ཛི་ཐྲེན། ཁིལ་ཟུང་ཐྲེན་སྐྱུར། པུ་ཧྥོར་ཐྲེན་སོགས་ལྟ་བུ། དེ་དག་ནི་ཚ་བ་གཙོག་ཅིང་ཟུག་གཟེར་འཇོམས་པ། ཚགས་གཞི་ན་བ། ལུས་པོ་ན་བ་སོགས་ལ་སྤྱོད།

2.སྣ་ཁུང་གི་ཁྲག་རྩ་བསྐུམ་པའི་སྨན་དཔེར་ན། མཆེ་

སྤུམ་བུལ་རྫུན་མ་ལྟ་བུ། དེས་སྣའི་གཉན་ཚད་དང་ཁྲག་ཚ་སྦྲོས་པ་སོགས་ཞི་ཐུབ་ལ་སྣ་ཁུང་འགག་པ་ཡང་སེལ་ཐུབ།

3.ཕུང་ཨེམ་འགོག་པའི་སྨན་དཔེར་ན་ཁིལ་པེན་ན་མེ་དང་པེ་ན་ད་རལ་སོགས་ལྟ་བུ། དེས་འབྲིན་ཧྲུབ་ལམ་གྱི་ཟགས་ཐོན་སྐམ་དུ་འཇུག་པ་དང་སྦྲིད་པ་དང་སྣ་ཚུ་རེ་ཉུང་དུ་གཏོང་བ་ཡིན།

4.དབང་རྩར་ངར་སློང་བའི་སྨན་དཔེར་ན་ཁོ་ཐེ་ཀྲུ་འདུས་པའི་སྨན་ལྟ་བུ། དེས་གཅིག་ནས་ཚ་བ་དང་ཟུག་གཟེར་འཇོམས་ཞིང་གཉིས་ནས་ཕུང་ཨེམ་འགོག་པའི་སྨན་གྱི་གཉིད་ལོག་པའི་ནུས་པ་སྙོམས་ཐུབ་པ་ཡིན།

5.ནད་དུག་འགོག་པའི་སྨན། དཔེར་ན་རྡོ་ཧྲེ་ཡོན་ཨེན་

དང་མོར་ཡིན་ཀྱ་ལྷ་བྱུ། དེས་ནད་དུག་ལ་རྟགས་ཉིང་སྐྱུར་དང་སྤྲི་དཀར་རྫས་གྲུབ་པ་འགོག་ཐུབ།

གཞན་ཡང་ཆམ་པ་དང་ཆམ་རིམས་བཅོ་བ་ལOTCསྨན་རྫས་མང་པོ་ཡོད་མོད་འདིར་རེ་རེ་བཞིན་འགོད་པར་མི་བྱ། ད་དུང་གྲུང་སྨན་ལ་ཡང་དེའི་ཐད་ཀྱི་རྒྱུན་སྤྱོད་ཀྱི་སྨན་མང་པོ་ཡོད་ལ། གཙོ་བོ་ནི་གྲང་བའི་རང་བཞིན་གྱི་ཆམ་པ་དང་ཚ་བའི་རང་བཞིན་གྱི་ཆམ་པ་རིགས་གཉིས་སུ་དབྱེ་ནས་སོ་སོར<<ཀྲུང་ཧྭ་མི་དམངས་སྤྱི་མཐུན་རྒྱལ་ཁབ་ཀྱི་སྨན་མཛོད>>དུ་མང་པོ་ཡོད་པས་དེར་བལྟས་ཆོག དེ་མ་ཟད་ཆིན་རྒྱལ་རབས་ཀྱི་མིང་དུ་གྲགས་པའི་སྨན་པ་ཀྲང་ཞིས་ཁྲིན་གྱིས་རྒྱ་སྨན་གྱི་ནང་དུ་ས་སི་ཕེ་རིན་ཙུང་ཅམ་བསྲེས་ནས་

ཆམ་པ་བཅོ་བ་ལས་ཀུང་སྨན་དང་ནུབ་སྨན་ཟུང་འབྲེལ་གྱིས་ཆམ་པ་བཅོ་བའི་སྒྲོལ་ཡང་དར་བ་རེད།

བཞི། ཆམ་སྨན་འཐུང་སྐབས་ཀྱི་འཛེམ་བྱ།

གཅིག སྨན་གྱི་གསལ་བཤད་ལ་གཟབ་གཟབ་ལྟ་དགོས།

སྨན་གྱི་ནུས་པ་དང་བཅོས་ཐབས། སྨན་རྫས་སྦྱོར་ཚད། སྨན་ལོག་རྒྱག་པ། འཛེམ་བྱ། དོ་སྣང་བྱ་རྒྱུ། ནད་བསྟུན་སྨན་སྦྱོར་བཅས་གསལ་པོ་ཤེས་ནས། གསལ་བཤད་ལྟར་སྨན་འཐུང་དགོས།

གཉིས། སྨན་ནང་མངར་རིགས་འདུས་ཡོད་མེད་ལ་དོ་སྣང་བྱེད་དགོས།

གཅིན་སྙི་ཟ་ཁུའི་ནད་པས་མངར་རིགས་ཡོད་པའི་སྨན་འཐུང་མི་ཉན། མངར་རིགས་མེད་པའི་སྨན་འཐུང་དགོས།

གསུམ། སྨན་ཁ་ཤས་མཉམ་དུ་འཐུང་མི་ཉན།

སྨན་ཁ་ཤས་ནང་དབྱེ་ཞན་ཨན་ཅི་རྫན་ཡོད་པས། ཚ་སེལ་གཟེར་འཇོམས་ཀྱི་སྨན་དང་མཉམ་དུ་འཐུང་མི་ཉན། སྨན་དེ་དག་ཉོ་བ་དང་འཐུང་སྐབས། དོ་སྣང་ཆེན་པོ་བྱེད་དགོས་ལ། གཏན་ནས་མཉམ་དུ་འཐུང་མི་ཉན། སྨན་ལོག་རྒྱག་པར་སྔོན་འགོག་བྱ་དགོས།

མགོ་ན་བ།

གཅིག མདོར་བསྡུན་པ།

མགོ་ན་བ་ནི་མི་རྣམས་ལ་རྒྱུན་དུ་འབྱུང་བའི་ནད་རྟགས་ཤིག་ཡིན། ཆམ་པ་ནི་ཚེས་རྒྱུན་མཐོང་གི་རྒྱུ་རྐྱེན་ཞིག་ཡིན། ཚ་རྒྱག་པ་དང་ཀླད་སྐྲིའི་གཉན་ཚད། སྣ་ཁུང་གཉན་ཚད། ཁྲག་ཤེད་མཐོ་བའི་ནད། ཀླད་པར་ཁྲག་གིས་མ་འདང་བ། ཁྲག་རྩ་སྲ་འགྱུར་སོགས་ནད་གཞི་མང་པོར་མགོ་ན་བའི་རྟགས་འབྱུང་བས། དེ་ལ་དོ་སྣང་བྱེད་དགོས། དེ་ཡང་ཡང་ལྡེ་བར་གསུམ་གྱི་དབྱེ་བ་ཡོད་ལ། རྒྱུན་དུ་ཁམས་མི་བདེ་བ་དང་གཉིད་མི་བདེ་

བ། མགོ་ཡུ་འཁོར་བ། སྐྱུགས་མེར་ལངས་པ་སོགས་བསྐྱེད་པ་ཡིན།

གཉིས། OTC སྨན་གྱིས་བཅོ་ཐབས།

མགོ་ན་བར་ཆེས་ལེགས་པའི་སྨན་ནི་ཕུའེ་དབྱི་ཞན་ཨེམ་ཐི་ཆེན་ཡིན་ལ། རྒྱུན་སྤྱོད་ཀྱི་སྨན་ནི་པུ་ཕོར་ཆེན་དང་ས་སི་ཕི་རིན་ཡིན། སེམས་ཁམས་ཡུན་རིང་ལ་ངལ་ཏེ་མགོ་ན་བ་ལ་ཀུད་འཚོ་རྒྱུ་དང་འཚོ་རྒྱུB1ཟུར་བསྣན་བྱེད་ཆོག ཕུའེ་དབྱི་ཞན་ཨེམ་ཐི་ཆེནདང་པུ་ཕོར་ཆེན། ས་སི་ཕི་རིན་བཅས་ཀྱིས་བཟོས་པའིOTCཡི་སྨན་སྣ་ཚོ་བ་དང་བསྟེན་དུས་སྤོན་ལ་དེ་དག་གི་གསལ་བཤད་ཡི་གེ་ལ་ཞིབ་ཏུ་བལྟས་རྗེས། དེའི་ནང་

བཞིན་བསྟེན་དགོས།

གཞན་ཡང་ཚམ་པ་ནི་མགོ་ན་བའི་རྒྱུ་རྐྱེན་གཙོ་བོ་ཞིག་ཡིན་པས། ཚམ་པ་ལ་ཕན་པའི་ཀུང་སྨན་མང་པོ་མགོ་ན་བ་ལ་ཡང་ཕན་བ་རེད།

གསུམ། མགོ་ན་བའི་སྨན་གྱི་མཉམ་འཛོག

བྲ་ཡུལ།

1.མགོ་ན་བར་ཚམ་པ་ལས་གཞན་གྱི་རྒྱུ་རྐྱེན་མང་དུ་ཡོད་པ་མ་ཟད། དེ་ནི་ནད་གཞི་མང་པོ་ཞིག་གི་སྔོན་འགྲོའི་ནད་རྟགས་དང་ནད་གཞི་ཚབས་ཆེན་སྒྲོར་ཞིག་གི་རྟགས་ཡིན། དེ་

བས་ཐོག་མར་མགོ་ན་བའི་རྒྱུ་རྐྱེན་རྟོགས་རྒྱུ་ཧ་ཅང་གལ་ཆེ། རང་གིས་གསལ་པོ་མི་ཤེས་པའི་སྐབས་སུ་སྨན་ཁང་དུ་བསྟེན་པ་ལས་གང་འདོད་དུ་ན་ཟུག་གཅོག་པའི་སྨན་བསྟེན་མི་རུང་།

2.ཧུའེ་དབྱི་ཞན་ཨེམ་ཌི་རྩི་སྨན་དང་པུ་ཕོར་རྩིན། ས་སི་ཕི་རིན་བཅས་ནི་སྤྱིར་བཏང་གི་ན་ཟུག་གཅོག་པ་ལ་ཕན་པ་ལས། རླུང་སྐྱོན་སོགས་ཀྱིས་བསྐྱེད་པའི་ན་ཟུག་དང་དོན་སྙོད་ཀྱི་ཤ་གྲིམ་རེངས་ཁྲུམས་ཀྱི་ཟུག་གཟེར་སོགས་ལ་ཕན་པ་ཅི་ཡང་མེད་པས་དེའི་རིགས་ལ་བསྟེན་མི་རུང་།

3.གཉན་གཅོག་ཟུག་འཇོམས་ཀྱི་སྨན་ནི་ནད་རྟགས་ཞི་བྱེད་ཁོ་ན་ལས་ནད་རྒྱུ་རྩ་བ་ནས་འབྱིན་ཐབས་མེད། དེ་མ་ཟད་ལྟ་གཉན་གྱི་ནད་སོགས་ སྔོན་འགོག་བྱེད་མི་ཐུབ་པས་ཡུན་

རིང་དུ་བསྟེན་མི་རུང་། གཉན་གཙོག་ཟུག་འཛོམས་ཀྱི་སྨན་གྱིས་མགོ་ན་བ་བཙོ་དུས་ཉིན5ལས་བརྒལ་མི་རུང་། བསྟེན་རྗེས་གལ་ཏེ་ནད་རྟགས་ཞི་མ་ཐུབ་པ་མ་ཟད། མུ་མཐུད་དུ་ཚ་རྒྱག་པ་དང་གཉིད་སྐྱུག་པ། ཁྲག་ཤེད་མཐོ་བ། རྐང་ལག་འཁྱག་པ། བློ་རིག་མི་གསལ་བ་སོགས་འབྱུང་དུས་མྱུར་དུ་སྨན་ཁང་ལ་འགྲོ་དགོས།

4.གཉན་གཙོག་ཟུག་འཛོམས་ཀྱི་སྨན་ནི་ཟས་རྗེས་དང་ཟས་བསྟེན་དུས་བསྟེན་དགོས། དེ་ནི་སྨན་གྱིས་ཕོ་རྒྱུ་ལ་མི་གནོད་ཆེད་ཡིན། སྨན་བསྟེན་དུས་ཆང་འཐུང་མི་རུང་།

5.གཉན་གཙོག་ཟུག་འཛོམས་སྨན་གྱི་བསྲེས་སྦྱོར་སྨན་སྣའི་ཁྲོད་ཀྱི་ཁ་ཤས་ཤིག་ལ་ཕོར་མིན་སོགས་གྲུབ་ཆ་འདུས་

པས། ཁ་ལོ་བ་དང་བར་སྣང་དུ་ལས་ཀ་བྱེད་མཁན་སོགས་ཀྱི་སྤྱང་བྱ་ཡིན། ཕྱུ་ཕོར་རྫེན་པོ་རྒྱུ་ལ་གནོད་པ་མེད་པས་མི་འཕྲོད་པ་མི་འབྱུང་། འོན་ཀྱང་སྙིང་ཁམས་མི་བཟང་བ་དང་མཁལ་ནུས་མི་བཟང་བའི་མིས་ཕྱུ་ཕོར་རྫེན་དང་དེའི་བསྲེས་སྦྱོར་སྨན་སྣ་བསྟེན་མི་རུང་།

6.མགོ་ན་དུས་གཉིད་ཡག་པོ་ལོག་པ་དང་ཚུ་མང་དུ་འཐུང་བ། སྤྲི་དཀར་རྫས་དང་གློག་འབྱེད་རྫས་མང་དུ་བསྟེན་པ། དུ་ཚང་དང་ལྷོག་ལེ་བསྟེན་མི་རུང་། བཟའ་བཏུང་སྣ་མོའི་རིགས་དང་སེམས་ཁམས་སྐྱིད་པོ་བྱ་བ། རྩོལ་བཅག་ལེགས་པོ་བྱས་ན་མགོ་ན་བ་འཇོག་པ་དང་འགོག་ཐུབ། ཡུན་རིང་ལ་འདུག་སྡེགས་སུ་བསྡད་ནས་ཀླད་ཤུགས་སྤྱོད་པའི་མིས་སྤྱོང་

བརྡར་བྱས་ན་མགོ་ན་བར་ཕན་པ་ཆེ།

གློ་ལུ་རྒྱག་པ།

གཅིག མདོར་བསྟན་པ།

གློ་ལུ་རྒྱག་པ་ནི་འབྱིན་རྩུབ་ལམ་གྱི་སྲུང་སྐྱོབ་རང་བཞིན་གྱི་འགྱུར་ལྡོག་ཅིག་ཡིན། འབྱིན་རྩུབ་ལམ་དུ་གཉན་ཚད་དང་དུ་བ། ས་རྡུལ་སོགས་ཀྱིས་ཐོག་ཐུག་བཟོས་རྗེས། དབུགས་ལམ་གྱི་ཐོག་ཐུག་དངོས་པོ་དེ་དག་ཕྱིར་འདོར་དུས་ལུ་བ་ཡིན། གློ་ལུ་དང་ཡང་ན་ལུད་པ་འདོར་བ་ལ་བརྟེན་ནས་འབྱིན་རྩུབ་ལམ་གཙང་དག་བྱེད་ཀྱིན་ཡོད། སྤྱིར་བཏང་དུ་གློ་ལུ་ཡང་མོ་རེ་

བརྒྱབ་ན་སྨན་བཅོས་བྱེད་མི་དགོས། འོན་ཀྱང་གློ་ལུ་འགའ་ཞས་ནི་ནད་ཀྱིས་བསྐྱེད་ཅིང་། ལུད་པ་མང་བའམ་ཡང་ན་ལུད་པ་མེད་པར་གློ་ལུ་དྲག་ཏུ་བརྒྱབ་ན་ལུས་སྟོབས་ཟད་པ་དང་གཉིད་ལ་བར་ཆད་བཟོ་བས་གསོ་བཅོས་བྱ་དགོས། འབྱིན་རྫུབ་ལམ་གྱི་ནད་བཅོ་བ་དང་མཉམ་དུ་ལུད་སེལ་དང་ལུ་འགོག་གི་སྨན་དང་ཡང་ན་ལུ་མཚམས་འཛོག་པའི་སྨན་བསྟེན་དགོས།

གཉིས། གློ་ལུ་བསྐྱེད་པའི་རྒྱུ་མཐོང་གི་ནད།

1.ཆམ་པ། ཆམ་པ་ཐོག་དུས་འབྱིན་རྫུབ་ལམ་ལ་ནད་དུག་དང་ཕྲ་སྲིན། ཡང་ན་རྐྱེན་གཞན་གྱིས་རེད་དེ་མིད་པ་དང་

གློ་ཡུ་སོགས་ལ་གཉན་ཚད་དང་ཁྲག་རྒྱས་པ། དམུ་སྐྲང་། ཟགས་ཐོན་རྫས་ཇེ་མང་དུ་སོང་ནས་ལུ་བ་ཡིན། ཟླ་གཉན་གྱི་ནད་མེད་དུས་རེད་པར་ཚོད་འཛིན་བྱས་པ་དང་བསྟུན་ནས་ལུ་མཚམས་ཀྱང་འཇོག་པ་ཡིན།

2.གློ་ཡུའི་གཉན་ཚད་དང་ཧར་འཚང་གློ་ཡུའི་གཉན་ཚད། དེ་ལ་རྒྱུན་དུ་གློ་ལུ་ཡང་མོ་རྒྱག་པ། ནད་གཞི་ཚབས་ཆེ་དུས་གློ་ལུ་དྲག་པོ་རྒྱག་པ་དང་མཉམ་དུ་དབུགས་འཚང་བ་དང་འཁྱིན་རྫུབ་དཀའ་བ། སེམས་ཁམས་མི་བདེ་བ་སོགས་འབྱུང་ལ། གཞན་ཡང་ལུད་པ་དཀར་པོ་དང་སེར་པོ་སོགས་འབྱུང་བ་ཡིན།

3.གློ་ཚད། དེར་ནད་བྱུང་བ་མགྱོ་གས་ལ་ཚ་ཆེན་རྒྱག་

པ་དང་གྲང་འདར་རྒྱག་པ། བྲང་ཁོག་གཟེར་བ་སོགས་འབྱུང་བ། དཔེ་མཚོན་ཅན་གྱི་གློ་མའི་གཉན་ཚད་ལ་བཅའ་མདོག་གི་ལྤུད་པ་ཡོད།

4.ཉིན་བརྒྱར་ལུ་བ། དེ་ནི་བྱིས་པར་འབྱུང་བ་ཡིན་ལ། རྩ་འཁྲུམ་རང་བཞིན་གྱི་གློ་ལུ་དྲག་པོ་རྒྱག་པ་དང་། ལུ་མཚམས་བཞག་རྗེས་བྱ་སྐད་ལྟ་བུའི་སྒྲ་ཡང་གྲག་པ་ཡིན།

5.གློ་གཅོང་། གློ་གཅོང་རིགས་མང་ཆར་ཚ་རྒྱག་པ་དང་ལུ་བ། རྩལ་ཆུ་ཙུང་བ། ལུས་ཟུངས་ཟད་པ། བྲང་ཁོག་གཟེར་བ་སོགས་འབྱུང་བ་ཡིན་ལ། ནད་པར་ལྤུད་པ་ལྡང་སེར་འབྱུང་།

གསུམ། OTC སྨན་གྱིས་བཅོ་ཐབས།

དེར་པེན་ག་ཀྱ་ལིན་དང་གཡས་མེ་ཟོར་རྫུན། ཕེན་ཐོ་ཞེ་ལེ་རིན་སོགས་ལུ་མཚམས་འཛོག་པའི་སྨན་དང་གཞན་ཡང་ཟུད་པ་སེལ་བའི་སྨན་སྐོར་ཞིག་ཡོད། དེ་མིན་ཀྱང་སྨན་ལ་ཡང་ཚམ་པའི་སྨན་དང་ཟུད་སེལ་གྱི་སྨན། ལུ་མཚམས་འཛོག་པའི་སྨན་མང་པོ་ཡོད་ཀྱང་། ག་ཤམ་ནས་གཙོ་བོ་རྒྱུན་སྤྱོད་ཀྱི་རྣམ་འགྱུར་སྨན་རྣམ་སྐོར་ཞིག་ངོ་སྤྲོད་པར་བྱ།

1.པེན་ག་ཀྱ་ལིན། དེ་ནི་སྣྲིད་པའི་ནུས་པ་མེད་པའི་ལུ་མཚམས་འཛོག་བྱེད་ཀྱི་སྨན་ནུས་པ་ཅན་ཞིག་ཡིན། ཕན་འབྲས་ཐོན་པ་མྱུར་ཞིང་ཉེན་དཀར་བསྟེན་ཚོག་པ་ཡིན། སྨན་དེ་

ལྷུད་པའམ་བཅག་ནས་བསྟེན་མི་རུང་བར་ཧྲིལ་པོ་ཁོང་དུ་མིད་དགོས།

2.གཡས་མེ་ཟེར་རྩུབ། ལུ་མཚམས་འཛོག་པའི་ནུས་པ་མངོན་གསལ་ཡིན་ལ་འཛུ་ལེན་མགྱོགས། བསྟེན་རྗེས་ཀྱི་སྐར་མ10ནས30ཡི་ནང་དུ་ཕན་འབྲས་ཐོན་པ་ཡིན། ཕན་ནུས་ཆུ་ཚོད5ནས6ཙམ་ལ་མི་ཡལ། མི་དར་མས་ཐེངས་རེར་ཧའོ་ཁེ10ནས20བསྟེན་དགོས། དེས་གཉིད་བསྐྱེད་པས་མཚན་མོར་བསྟེན་ན་བཟང་། ཁ་ལོ་བ་དང་བར་སྣང་གི་ལས་ཀ་བྱེད་མཁན་དག་གིས་མཉམ་འཛོག་དགོས། སྦྲུམ་མ་དང་ཁྲག་ཤེད་མཐོ་བའི་ནད་པ། སེམས་ཁམས་ཀྱི་ནད་ཡོད་པ་ཚོས་བསྟེན་མི་རུང་། བཅག་ནས་བསྟེན་མི་རུང་། ཆམ་པར་གློ་ལུ་བ་

ཡིན་ན་གཡས་མི་ཟེར་རྩྭ་ཀྱི་བསྲེས་སྦྱོར་སྡེབ་ཁ་བསྟེན་ཆོག ཡིན་ན་ཡང་སྨན་དེ་རིགས་བྱིས་པས་བསྟེན་ན་བདེ་འཇགས་མིན་པས་སྲུང་དགོས།

བཞི། གློ་ལུའི་སྨན་གྱི་མཉམ་འཛོག་བྱ་ཡུལ།

1.ལུད་པ་མེད་པར་གློ་ལུ་བརྒྱབ་ན་ལུ་མཚམས་འཛོག་བྱེད་ཀྱི་སྨན་ཁོ་ན་བསྟེན་ཆོག ལུད་པ་ཡོད་ན་ལུད་པ་སེལ་རྒྱུ་གཙོ་བོར་བཟུང་སྟེ་ལུ་མཚམས་འཛོག་བྱེད་ཀྱི་སྨན་ཙུང་ཙམ་

བསྟེན་ཏེ། ལྷུད་པ་བསལ་ནས་ལུ་མཚམས་འཛོག་པར་བྱ་

དགོས།

2.གཟའ་འཁོར་གཅིག་གི་ཡན་དུ་ལུ་བ་དང་འཚང་བ།

ཡང་ན་གློ་བ་སྐྲང་སྐྱེ་ལུ་བ་དང་ཚ་རྒྱག་པ། པགས་འབྲུམ་

སོགས་བྱུང་ན་དུས་ཐོག་ཏུ་སྨན་ཁང་ལ་བསྟེན་དགོས། ལུ་

མཚམས་འཛོག་བྱེད་ཀྱི་སྨན་གཟའ་འཁོར་གཅིག་ལ་བསྟེན་

ཀྱང་ལུ་མཚམས་མ་བཞག་ན་ཡང་སྨན་ཁང་དུ་བསྟེན་དགོས།

3.གློ་ཡུ་ཧར་འཚང་གི་ནད་པར་གློ་ལུ་བ་བྱུང་ན་ཧར་

འཚང་འཛོག་བྱེད་ཀྱི་སྨན་ཀྱང་བསྟེན་དགོས་ཏེ། གློ་ཡུའི་རྩ་

འཁྲུམ་སེལ་བ་དང་མཉམ་དུ་ལྷུད་པ་བསལ་བ་དང་ལུ་མཚམས་

འཛོག་དགོས།

4.སྨན་སྣ་སོ་སོའི་གསལ་བཤད་ཡི་གེར་འཁོད་པའི་རྩ་དོན་དག་དམ་དུ་སྲུང་དགོས་ལ། ལྷག་ཏུ་སྨན་གྱི་སྤང་བྱ་དང་འཛེམ་བྱ་སོགས་ལ་རྒྱུས་ལོན་བྱེད་དགོས།

ཚར་འཚང་གི་ནད།

གཅིག མདོར་བསྟན་པ།

ཚར་འཚང་ནི་གློ་ཡུའི་ཚར་འཚང་གི་བསྡུས་མིང་ཡིན་ལ།

དེ་ནི་གློ་ཡུའི་འཛམ་འདྲེད་ཤ་གྲིམ་རེངས་ཁྲུངས་དང་གློ་ཡུའི་འབྲུར་སྐྲི་ལ་གཉན་ཚད་རྒྱས་ནས་འབྲུར་སྐྲི་སྐྲང་པ་དང་ཟགས་ཐོན་དངོས་རྫས་ཧེ་མང་དུ་སོང་བ་དང་། དེས་དབུགས་ལམ་བཀག་སྐྱེ་འཁྲིན་རྩུབ་ལ་དཀའ་ངལ་བྱུང་བའི་ནད་ཞིག་ཡིན། ལོ་ན་གང་ཆུང་ཞིག་ལ་འབྱུང་ཞིང་བྲིས་པར་གནོད་པ་ཆེ། ཧར་འཚང་གི་ནད་ནི་རང་རྒྱལ་མང་ཚོགས་ལ་རྒྱུན་དུ་འབྱུང་བའི་ནད་ཅིག་ཡིན་པ་མ་ཟད། འཛམ་གླིང་ཡོངས་ནས་རྒྱུན་དུ་མཐོང་བའི་ནད་ཅིག་ཡིན། མི་མང་པོར་ཡང་ནས་བསྐྱར་དུ་བྱུང་སྐྱེ་དྲག་སྐྱེད་མ་བྱུང་བར་ནད་རྙིང་དུ་འགྱུར་བཞིན་ཡོད། ཧར་འཚང་གི་ནད་ནི་གཞན་འགྱུར་འགྱུར་ལྡོག་དྲག་པོ་བྱུང་བར་འབྲེལ་བ་ཡོད་ལ་གཉན་ཚད་ཀྱི་ཕྲ་ཕྲུང་མང་པོ་ཡང་ནད་འགྱུར་

དེའི་བདག་རྐྱེན་དུ་གྱུར་ཡོད།

གཉིས། རྣར་འཚང་གི་ནད་རྟགས་དང་རྒྱུ་རྐྱེན།

1.རྣར་འཚང་གི་ནད་ཁ་ཤས་ནི་ཚོར་ལྷག་ལ་འབྲེལ་བ་ཡོད་ལ་ལ་ལར་ད་དུང་ཚོར་ལྷག་གི་ལོ་རྒྱུས་ཀྱང་ཡོད། དེ་ནི་ཡང་ནས་བསྐྱར་དུ་ལྡིང་བ་ཞིག་ཡིན་ལ། དྲག་ཏུ་ལྡིང་དུས་ཆམ་པ་དང་འཁྲུག་པ། སྲིག་སྲིན་རིགས་སོགས་ཚོར་ལྷག་འབྱུང་བའི་ཟས། སྒྲོག་ཆགས་ཀྱི་སྤུ་ལ་རེག་པ། དུ་སྨིག་དང་ས་རྡུལ་སོགས་མིད་པའི་རྐྱེན་དུ་མས་བསླངས་པ་ཡིན། ལ་ལ་ནི་སྲིན་འགོག་རྒྱུ་དང་ཟེ་ཨེན་སྨན། གཉན་གཅོག་ཟུག་འཛོམས་ཀྱི་སྨན་སོགས་ལ་ཚོར་ལྷག་བྱུང་སྟེ་བསླངས་པ་ཡིན།

2.ཧར་འཚང་གི་ནད་པར་འབྲིན་ཇུབ་ལམ་གྱི་འབྲུར་སྐྱི་སྐྲང་བ་དང་གློ་ཡུའི་འཇམ་འབྲེད་ཤ་ཁྲིམ་རེངས་པ། དབུགས་ལམ་འགག་པ། འབྲིན་ཇུབ་དཀའ་བ། ལུད་པ་བསགས་པ་སོགས་ཀྱིས་འབྲིན་ཇུབ་དཀའ་བ་དང་སྙིང་ཁ་མི་བདེ་བ། གློ་ལུ་རྒྱག་པ། དབུགས་འཚང་བ་སོགས་ཀྱི་རྟགས་འབྱུང་།

གསུམ། OTC སྨན་གྱིས་བཅོ་ཐབས།

དེ་ཡང་གཙོ་བོ་རྫས་འགྱུར་སྨན་རྫས་ལ་བརྟེན་ནས་བཅོ་དགོས་ཤིང་། རྒྱུན་སྤྱོད་ཀྱི་སྨན་རྫས་འགའ་གཤམ་དུ་བཀོད་ན།

1.ཚྭ་སྐྲུར་ཁིལ་ག་ནླ་ལེན། ཁོང་དུ་བསྟེན་ན་འཇུ་ལེན་

བཟང་ལ། བསྟེན་རྗེས་ཀྱི་སྐར་མ15ནས30ཡི་ནང་དུ་ནུས་པ་ཐོན། ཆུ་ཚོད2ནས3ཀྱི་ནང་དུ་ནུས་པ་ཆེས་ཆེ་བ་ཐོན་ལ། ཁྲག་ལས་ཕན་ནུས་ལྡན་པའི་གར་ཚད་ཆུ་ཚོད6གི་རིང་ལ་གནས་ཐུབ། མི་དར་མས་ཐེངས་རེར་ཏཱའོ་ཁེ10དང་ཉིན་རེར་ཐེངས3རེ་བསྟེན་དགོས། སྨན་དེའི་OTCསྨན་ལ་སྨན་ཡིབ་མོ་ཅན་ལས་མེད་ལ་སྟེབ་ཚད་ལ་ཡང་ཚད་བཀག་ཡོད། སྨན་སྣ་དེ་ལ་གློ་ཡུ་རྒྱ་བསྐྱེད་པའི་ནུས་པ་ལེགས་པོ་ཡོད། སྙིང་ནད་དང་ཨོལ་རྨེན་རྒྱས་པ། ཁྲག་ཤེད་མཐོ་བ། མདུན་ཆགས་གཤེར་རྨེན་རྒྱས་པ་སོགས་ཀྱི་ནད་ཡོད་ན་བསྟེན་མི་རུང་། སྤྱོད་ལ་གསལ་བཤད་ཡི་གེ་ལ་ཞིབ་ཏུ་བལྟ་དགོས།

2.ཆའང་གཉིས་ཁ་ཇ་བུལ། ཁོང་དུ་བསྟེན་ན་འཇུ་ལེན་

བཟང་ལ་ཆུ་ཚོད3གྱི་ནང་དུ་ཁྲག་གི་གར་ཚད་ཆེས་མཐོན་པར་སླེབས་ཐུབ། ཁོག་ནས་ཇ་བུལ་བཟེ་ཚབ་བྱས་རྗེས་མཁལ་མ་ནས་ཕྱིར་འདོར་བ་ཡིན། ཁོང་དུ་བསྟེན་ན་ཕོ་བར་ཕོག་ཐུག་མི་བཟོ། བུ་སྨོད་བརྒྱུད་ནས་འོ་མ་ལས་ཀྱང་འདོར་བ་ཡིན་པས་སྨྲུམ་མས་མཉམ་འཛོག་དགོས། སྙིང་ཁེགས་ཤི་ཐེབས་པ་དང་སྙིང་ལ་རྨས་སྐྱོན་བྱུང་བ། གློ་སྙིང་གི་ནད་སོགས་ཡོད་ན་འཛེམ་དགོས།

དེ་མིན་ཀྱང་ལུགས་གསོ་རིག་གིས་བཙོ་ཐབས་ཀྱང་མང་དུ་ཡོད་མོད་གཞན་དུ་རྒྱས་ལོན་བྱེད་ཚོག་པས་འདིར་འགོད་པར་མི་བྱ།

གཉིད་མི་ཁུག་པ།

གཅིག མདོར་བསྟན་པ།

མི་ཚེའི་ཁྲོད་ཀྱི་དུས་ཚོད40%ཙམ་ནི་གཉིད་ཀྱིས་ཟིན་ཡོད། གཉིད་ནི་ལུས་པོ་དང་ཕྱིའི་རང་བྱུང་མཐུན་འགྲིག་གི་སྐྱེ་དངོས་སྒྲོལ་འཁོར་ཞིག་ཡིན་ལ། དེ་ནི་མིའི་རིགས་འཕེལ་འགྱུར་བྱུང་བའི་གོ་རིམ་ཁྲོད་ནས་གྲུབ་པ་རེད། གལ་ཏེ་སྐྱེ་དངོས་ཀྱི་སྒྲོལ་འཁོར་གཏོར་ཚེ་གཉིད་ལ་བར་ཆད་འབྱུང་བ་སྟེ་གཉིད་མི་ཁུག་པ་ལྟ་བུ་རེད། གཉིད་མི་ཁུག་པ་ནི་གཉིད་མི་ཡོང་བ་དང་གཉིད་ཡག་པོ་མེད་པ། རྨི་ལམ་མང་བ། སད་སླ་བ་

སོགས་ལ་གོ་བ་ཡིན། གཉིད་ལེགས་པོ་མ་ཁུག་ན་མགོ་ན་བ་དང་དྲན་འཛིན་མི་བཟང་བ། སེམས་ཁམས་མི་བདེ་བ་སོགས་ལུས་སེམས་གང་ལ་ཡང་གནོད་པ་ཡིན། ཕལ་ཆེར་མི་དར་མ20%ནས40%ཙམ་ལ་གཉིད་མི་ཁུག་པའི་གནད་དོན་བྱུང་ཡོད།

གཉིས། གཉིད་མི་ཁུག་པའི་ནད་རྟགས།

གཉིད་མི་ཁུག་པའི་ནད་རྟགས་ལ་མང་པོ་ཡོད། མང་ཆེ་བ་གཉིད་ཁུག་དཀའ་བ་དང་ཁ་ཤས་ནི་གཉིད་སྲ་མོ་ནས་འབབ་པ་

ཡིན། ཁ་ཤས་ནི་གཉིད་ཡང་བས་ཐེངས་དུ་མར་སད་པ་དང་། རྨི་ལམ་མང་བ། ལ་ལ་གཉིད་ལས་སད་རྗེས་ཕྱིར་གཉིད་དཀའ་བ་སོགས་འབྱུང་། གཉིད་མི་ཁུག་པའི་དུས་ཚོད་ཀྱི་རིང་ཐུང་ལྟར་དེ་ལ་ཡང་རིང་ཐུང་འབྲིང་གསུམ་དུ་དབྱེ་ཡོད། གཉིད་ཡུན་ཐུང་དུ་མི་ཁུག་པ་ནི་རྐྱེན་ངན་གྱིས་ཐོག་ཐུག་བཟོས་པའམ་ཡང་ན། དགའ་བ་དང་སྐྱོ་བ་གང་རུང་གིས་གཉིད་མི་ཁུག་པ། ད་དུང་གནས་སྐོར་དང་ཕྱི་ཡུལ་འགྲིམས་པ་སོགས་ལྟ་བུའི་སྐབས་སུ་འབྱུང་། གཉིད་ཡག་པོ་ཞིག་མི་ཡོང་བ་ནི་རྐྱེན་ངན་གྱི་དུས་ཡུན་རིང་ཙམ་ལ་ཐོག་ཐུག་བཟོས་ཏེ་སེམས་ཁམས་བདེ་རུ་མ་བབས་པས་གཉིད་མི་ཁུག་པ་ལྟ་བུ། ཡུན་རིང་ལ་གཉིད་མི་ཁུག་པ་ནི་སེམས་ཁམས་ལ་གནད་དོན་བྱུང་

བའི་རྟགས་ཤིག་ཡིན།

གསུམ། OTC སྨན་གྲིས་བཙོ་ཐབས།

1.ཁིལ་མེ་ཀྲ་ཐུང་། ཁོང་དུ་བསྟེན་ན་འཛུ་ལེན་མགྲོ་གས། སྐར་མ15ནས20ཡི་ནང་དུ་ཕན་ནུས་ཐོན་ལ། ཕན་ནུས་རྒྱུ་ཚོད8ནས12བར་དུ་རྒྱུན་བསྲིང་ཐུབ། མཆིན་པ་ནས་བརྗེ་ཚབ་ཆ་ཤས་བྱས་ཤིང་མཁལ་མ་དང་བཤང་ལམ་ནས་ཕྱིར་འདོར་བ་ཡིན། ཁམས་མི་དྭངས་པ་སེལ་ཞིང་ལྷོད་ལ་འབབ་པའི་ནུས་པ་ལྡན། ཟུག་གཟེར་ཆུང་ཙམ་འཇོམས་ཤིང་ཤ་ལྷོད་པའི་ནུས་པ་ཡོད། སེམས་ཁམས་མི་བདེ་བ་དང་སྙིང་རླུང་ལྡིང་བསོགས་ལ་ཕན། གཟའ་འཁོར་གཅིག་གི་ཡན་ལ་བསྟེན་མི་

རྟུང་།

2.སྟོང་ཕུང་རྒྱུ། སྟོང་ཕུང་གི་གྲུབ་ཆ་གཙོ་བོར་ལྐོད་ལ་འབབ་ཅིང་གཉིད་འབབ་པའི་ནུས་པ་ལྡན་པས་དབང་རྩ་ཉམས་པ་དང་དབང་རྩའི་ཐོག་ས་བསྐུས་ནད་ལ་ཕན་པ་ཡིན། དེ་མིན་སྙི་ཏོན་སྲིན་ལ་ཡང་སྟོང་ཕུང་འདྲ་བའི་ནུས་པ་ལྡན་པས། དེ་བསྐོལ་ནས་བཟོས་པའི་སྙི་ཏོན་སྲིན་སྤྲིན་ཐུམ་སྨན་ལ་ཡང་སེམས་ལྐོད་དེ་གཉིད་འབབ་པའི་ནུས་པ་ལྡན་པ་ཡིན།

3.དབྱི་ཞན་སྟོང་ཕུང་རྒྱུ་ལ་ཡང་གཉིད་འབབ་པ་དང་ན་ཟུག་གཅོག་པའི་ནུས་པ་ཡོད་པས། སེམས་ཁམས་མི་བདེ་བ་དང་ངལ་དུབ་ཀྱིས་བསླངས་པའི་གཉིད་མི་ཁུག་པ་དང་མགོ་ན་བར་ཕན་པ་རེད།

4.སྲན་རྡུལ་སིལ་ཀན་སླན། སྲན་རྡོག་གི་ནང་ནས་སྲན་ཁུ་སིལ་ཀན་བླངས་པ་དང་། དེས་དབང་རྩ་ཉམས་པ་དང་དབང་རྩ་ཉམས་པའི་ཕྱོགས་བསྒྱུར་ནད། ཁྲག་རྩས་མགོ་ན་བ་དང་གཉིད་མི་ཁུག་བཅས་ལ་ཕན། ལེབ་མོ་གཅིག་གི་ནང་དུ་སྲན་རྡུལ་སིལ་ཀན་ཧྲོ་ཁེ25དང་ཧྲོ་ཁེ50། ཧྲོ་ཁེ75བཅས་འདུས་པའི་རིགས་གསུམ་ཡོད།

བཞི། གཉིད་སྨན་གྱི་མཉམ་འཛོག་བྱ་ཡུལ།

1.གཉིད་མི་ཁུག་པའི་རྒྱུ་རྐྱེན་ལ་དཔྱད་པ། མཚམས་ལ་རེར་གཉིད་སྨན་མ་བསྟེན་ཀྱང་ཆོག་སྟེ། དཔེར་ན་ལས་ཀར་སོང་བ་དང་གནས་སྐོར་དུ་སོང་བ། ཡང་ན་གནས་སྤྱར་བ་སོགས་ཁོར་ཡུག་གིས་རྐྱེན་གྱིས་གཉིད་མ་ཁུག་ན། ཁོར་ཡུག་ལ་ལོབས་ཚེ་གཉིད་ཡོང་ངེས། ཡང་ན་ཉིན་དཀར་གཉིད་མང་བ་དང་། དགོང་མོ་ཇ་དང་ཚང་། ཁོ་ཧྲི་སོགས་འཐུང་ནས་གཉིད་མ་ཡོང་ན་སྤྱོད་ལམ་དེ་དག་བསྒྱུར་པས་ཆོག བྱ་བའི་གནོན་ཤུགས་དང་སེམས་ཁམས་བདེ་རུ་འབབ་མ་ཐུབ་པར་གཉིད་མ་ཁུག་ན་ལྟོད་གཡེང་དང་ངལ་གསོ་ལ་བརྟེན་ནས་ཐག་

གཅད་ཆོག ནད་རིགས་གཞན་དང་ཡང་ན་སྨན་གྱིས་གཉིད་མི་ཁུག་པར་གྱུར་ན་དེར་ཁ་གཏད་གཙོག་པའི་སྨན་གྱིས་བཅོ་དགོས་ལ། ནད་ལ་བཅོས་སྐྱེད་བྱུང་ན་གཉིད་མི་ཁུག་པ་ཡང་སེལ་བ་རེད། མི་དང་མིའི་བར་གྱི་འབྲེལ་བ་སོགས་ཀྱིས་སྙིང་ཁམས་མི་བདེ་བ་དང་སེམས་ནད་ཀྱིས་གཉིད་མ་ཁུག་ན་མི་ལ་འབྲེལ་འདྲིས་སོགས་བྱས་ནས་སྣོམ་སྒྲིག་བྱེད་དགོས། གནད་དོན་ཆེ་ན་སེམས་ཁམས་ཀྱི་སྨན་པར་བསྟེན་ཀྱང་ཆོག

2.ཐབས་གཞན་གྱིས་གོ་མ་ཆོད་ན་ངེས་པར་དུ་གཉིད་སྨན་སྤྱོད་དགོས། འོན་ཀྱང་གཉིད་སྨན་ཡུན་རིང་དུ་བསྟེན་ན་གཉིད་སྨན་ལ་བརྟེན་འོབས་སུ་འགྲོ་ཉེན་ཆེ། རང་གི་གནས་ཚུལ་དངོས་ལ་འཕྲོད་པའི་གཉིད་སྨན་བདམས་ཏེ་ཡུན་ཐུང་

ཅམ་ལས་སྤྱོད་མི་རུང་།   གཉིད་རྗེ་ལེགས་སུ་སོང་ཚེ་བསྟེན་མཚམས་འཛོག་དགོས།

3.གཉིད་སྨན་གྱི་སྤྱང་བྱ་དང་འཛེམ་བྱ་ལ་མཉམ་འཛོག་དགོས། ལྷག་ཏུ་ཁ་ལོ་བ་དང་སྦྲུམ་མ། ཨ་མ། མཁའ་མཆིན་གྱི་ནུས་པ་མི་བཟང་བའི་མིས་མཉམ་འཛོག་དགོས།   སྨན་གྱི་གསལ་བཤད་ཡི་གེ་ཞིབ་ཏུ་བཀླགས་ཏེ་དེའི་གཏན་ཁེལ་ལྟར་བསྟེན་རྒྱུ་གལ་ཆེ།

འཇུ་སྐྱོབས་ཞན་པ།

གཅིག མདོར་བསྟན་པ།

རྒྱུ་རྐྱེན་སྣ་ཚོགས་ཀྱིས་ཕོ་བ་ཡི་ཟས་འཇུ་མ་ཐུབ་པར་སྒྲིབ་པ་འབྱིན་ཞིང་སྐྱུགས་མེར་ལངས་པ། ཕོ་བ་སྦོས་པ། བཤལ་བ་སོགས་ཀྱི་རྒྱུ་ནད་རྟགས་རབས་དང་རིམ་པ་འབྱུང་བ་ཡིན་ལ་དེ་ལ་འཇུ་སྐྱོབས་ཞན་པ་ཟེར། དེ་ནི་རྐན་དང་གཞོན་གསུམ་གང་ལ་ཡང་འབྱུང་ལ། ལྷག་པར་དུ་རྒན་པ་དང་བྱིས་པ། འགུལ་སྐྱོད་ཉུང་བའི་མི། དེ་མིན་བད་ཀན་རང་བཞིན་གྱི་ནད་ཡོད་པ་བཅས་ལ་འབྱུང་སླ་བ་ཡིན།

དེའི་རྒྱུ་རྐྱེན་ལ་ཕྱི་རྐྱེན་དང་ནང་རྐྱེན་གཉིས་ཡོད་དེ། ཕྱི་རྐྱེན་ནི་གཅིག་ནས་བཟའ་བཏུང་ཚོད་མེད་མང་འཐུང་མང་བཟའ་བྱས་པ་དང་ཆང་མང་པོ་འཐུང་བ། གཉིས་ནས་ཟས་འཁྲུག་པ་དང་མ་ཆེས་པ། སྲ་མོ། སྣུན་བཙོས་ཀྱི་རིགས་སོགས་ཟས་པ་མང་བ། གསུམ་ནས་ཁ་ཚ་བའི་ཟས་ཀྱི་རིགས་མང་བས་འཇུ་བྱེད་མ་ལག་ལ་གནོད་པ་བཟོས་པ། བཞི་ནས་འབྲས་སྐྲན་གྱི་རྫས་འགྱུར་གསོ་བཙོས་སྨན་སོགས་ཀྱིས་ཡི་ག་ལ་གནོད་དེ་འཇུ་སྟོབས་ལ་གནོད་པ་སོགས་དང་། ནང་རྐྱེན་ལ་གཅིག་ནས་ཕོ་རྒྱུའི་སྒྲུལ་ཤུགས་ཞན་ལ་འགྱུལ་སྐྱོད་ཅུང་བ། ཟས་ཕོ་རྒྱུའི་ནང་དུ་ཡུན་རིང་ལ་ལུས་ཏེ་ཁོག་པ་སྦོས་པ། གཉིས་ནས་ཕོ་སྐྱུར་ཅུང་བས་ཕོ་བའི་འཇུ་སྟོབས་ཇེ་ཞན་དུ་

སོང་བ། གསུམ་ནས་ཆམ་པ་དང་མཆིན་ཚད། འགོས་ནད།

ཟས་དུག་ཐོག་པ། འབྲས་སྐྲན་བྱུང་བ། བྱིས་པར་ཧི་ཚ་ཞུང་བ།

ཁྲག་ཞུང་བ་སོགས་ཀྱིས་ཕོ་རྒྱུའི་ནུས་པར་གནོད་པ་བྱུང་བ།

བཞི་ནས་ཕོ་ཚད་དང་ཕོ་བ་དང་རྒྱ་སོར་བཙུ་གཉིས་རལ་བ།

མཁྲིས་ཚད་སོགས་འཇུ་བྱེད་མ་ལག་གི་ནད་ཀྱིས་འཇུ་སྟོབས་

ཇེ་ཞན་དུ་བཏང་བ། ལྔ་ནས་གཉིད་མི་ཁུག་པ་དང་སྙིང་ཁམས་

མི་བདེ་བ། སྡུག་བསྔལ་སྐྱེས་པ་སོགས་ཀྱིས་འཇུ་སྟོབས་ལ་

གནོད་པ་སོགས་ཡིན།

གཉིས། འཇུ་སྟོབས་ཞན་པའི་

ནད་རྟགས།

1.ཡི་ག་འགག་སྟེ་ཟས་མི་འདོད་པ། ལྟེ་སྟེང་སེར་ལ་དཀར་བའི་དྲེག་པ་མཐུག་པོ་ཆགས་པ། དྲི་ངན་བྲོ་བ། ཟས་བཅུད་ཅན་བཟའ་མི་འདོད་པ།

2.ཟས་རྗེས་ཕོ་བ་སྦོས་ཤིང་སྦྲུགས་པ་འབྱིན་པ། ཕོ་བ་ན་བ། ཕོ་སྐྱུར་སྐྱུགས་པ།

3.རྒྱུ་མར་དབུགས་བསགས་ཏེ་སྦོས་པ་དང་། མནན་ན་ན་བ། ལྟོ་བ་ན་ཞིང་བཤང་བ་སླ་མོ་བཤལ་བ། བཤང་བའི་ནང་དུ་ཟས་སྐྱིགས་མང་བ།

གསུམ། OTC སྨན་གྱིས་བཙོ་ཐབས།

འཇུ་སྟོབས་ཞན་པ་ལ་གཙོ་བོ་ཡི་ག་བསྐྱེད་པ་དང་འཇུ་སྟོབས་ཇེ་ལེགས་སུ་གཏོང་བ། བཤལ་མཚམས་གཅོད་པ་བཅས་ཀྱིས་འཇུ་སྟོབས་སླར་གསོ་གཏོང་དགོས་པ་ཡིན།

1.ཡི་ག་འགག་པ་དང་འཇུ་སྟོབས་ཞན་ན་འཚོ་རྒྱུB1དངB6། ཐབ་རྩི་སྨན་ལེབ(ལྷད་དགོས)བཅས་བསྟེན་དགོས། དེ་མིན་པོ་བའི་སྤྲི་དཀར་རྩབས་ཀྱི་བསྲེས་སྦྱོར་སྨན་དང་རྩབས་མང་སྨན་ཀྱང་བསྟེན་ཆོག སྨན་དེ་གཉིས་པོ་སྐྱུར་གྱི་ནང་ནས་བརྒྱག་སླ་བས་ལྷད་མི་རུང་བར་ཟས་རྗེས་བསྟེན་དགོས།

2.ལྟོ་བ་སྦོས་པ་དང་ན་བ། བཤལ་བ་བཅས་ལ་འོ་རྩབས་

སྨན་ལེབ་སོགས་སྐྱེ་ཁམས་ལྷ་མོའི་སྲིན་སྨན་བསྟེན་དགོས། སྐྱེ་ཁམས་ལྷ་མོའི་སྲིན་སྨན་བསྟེན་དུས་སྲིན་འགོག་སྨན་གྱི་རིགས་བསྟེན་མི་རུང་།

གཞན་ཡང་ཀྱང་ལུགས་གསོ་རིག་གིས་ཀྱང་པོ་འཚེར་གསོ་བ་ལ་བརྟེན་ནས་འཇུ་སྟོབས་ཞན་པའི་ནད་བཅོ་ཞིང་ཕན་འབྲས་ཀྱང་ལེགས་པས། དེ་ཡང་དཔྱད་གཞིར་བཟུང་སྟེ་བསྟེན་ཆོག་པ་ཡིན།

བཞང་འགགས།

གཅིག མདོར་བསྟན་པ།

ཟམ་ཁོག་ནས་བཞུས་ཏེ་འཛུ་ལེན་བྱས་རྗེས་སྡིགས་རོ་དག་གཞུང་དཀར་ནག་ནས་བཤད་བར་གྱུར་པ་ཡིན། གཞན་དཀར་ནག་གི་དབང་རྩ་ལ་བཤད་བས་ཐོག་ཐུག་བཟོས་ཏེ་གཞན་དཀར་ནག་བསྐུམ་པ་དང་། གཞུང་སྒོའི་ཤ་གྲིམ་བསྐྱེད་དེ་བཤད་བ་འཛོར་བ་ཡིན། སྤྱིར་བཏང་དུ་ཉིན་རེར་མང་ན་ཡང་ཐེངས3ལས་བརྒལ་མི་སྲིད་ལ། གཟའ་འཁོར་རེར་ཉུང་ན་ཡང་ཐེངས3རེར་འཛོར་བ་ཡིན། ཐེངས་རེའི་འཛོར་ཚད་ནི་ཁེ152ནས350ཡིན། འཛོར་ཐེངས་མང་ན་བཤལ་བ་ཡིན་ལ་ཉུང་ན་བཤད་འགགས་ཡིན། བཤད་འགགས་ནི་བཤད་བ་འཛོར་ཐེངས་ཉུང་བ་ལས་བཤད་བ་སྐམ་པ་དང་ཉུང་བ། འཛོར་དཀའ་བ་བཅས་ལ་ཡང་གོ་བ་ཡིན། དར་མས་ཉིན2དང་བྱེས་

པས་ཉིན4ཡི་ཡན་ཆད་ལ་བཤང་བ་མ་དོར་ན་བཤང་འགགས་ལ་བརྩི་ཆོག བཤང་འགགས་བྱུང་ཚེ་བཤང་བ་རྒྱུ་མ་ནས་ཡུན་རིང་ལུས་པས་སྐམ་པོར་གྱུར་ཞིང་འདོར་དཀའ་བ་ཡིན། བཤང་བའི་ནང་གི་རྫས་ངན་དུས་ཐོག་ཏུ་དོར་མ་ཐུབ་པར་རྒྱུ་མས་བསྐྱར་དུ་འཇུ་ལེན་བྱས་པས་ལུས་པོར་ཡང་གནོད་པ་འབྱུང་། བཤང་འགགས་ནི་ནད་ཅིག་མིན་པར་ལུས་ཀྱི་བྱེད་ནུས་ཉམས་པ་ཞིག་ཡིན་མོད། ཡུན་རིང་ལ་བཤང་བ་འགགས་ན་དེ་ལ་གོམས་སྲོལ་རང་བཞིན་གྱི་བཤང་འགགས་ཟེར།

གཉིས། བཞོང་འགགས་ཀྱི་རྒྱུ་རྐྱེན།

1.སྒྲིག་ལམ་མེད་པའི་འཚོ་བ་དང་ངེས་གཏན་མེད་པའི་བཞོང་འདོར་གྱི་གོམས་སྲོལ།

2.ཟོས་པ་ཉུང་བ་དང་ཡང་ན་དྭངས་མ་རྐྱང་རྐྱང་བཟོས་པས་སྙིགས་རོ་ཧ་ཅང་ཉུང་བས། གཞང་ལམ་གྱི་བཞོང་བ་ཉུང་སྟེ་གཞང་ཁའི་དབང་རྩ་ལ་ཐོག་ཐུག་མ་བཟོས་པར་བཞོང་བ་འདོར་སྣམ་མི་སྐྱེས་པ།

3.བཏུང་བྱ་ཉུང་སྟེ་ལུས་ལ་ཆུ་ཆད་པ་དང་རྒྱུ་མ་འགུལ་བ་དལ་བས། བཞོང་བ་རྒྱུ་མ་ནས་ལུས་ཡུན་རིང་ནས་ཆུ་བསྐྱར་དུ་འཇུ་ལེན་བྱས་ཤིང་བཞོང་བ་སྐམ་པ།

4.ཕིས་དང་ཏ་ཡང་། ཀལ་སོགས་ཀྱི་སྨན་བསྟེན་ཡུན་རིང་བའམ་ཡང་ན་བཤལ་སྨན་ཡུན་རིང་བསྟེན་ནས་དེ་ལ་ལོབས་པ།

5.རྒྱ་མའི་ནུས་ཁམས་འཁྲུགས་པ་དང་སྲིན་ལོང་རེངས་བསྐྱུམ་གྱི་ནད་བྱུང་བའི་མིར། བཤང་བ་འགགས་པ་དང་མཉམ་དུ་ད་དུང་ལྟོ་བ་ན་བ་དང་སྦོས་པ། ཟས་རྗེས་རྗེ་ཕྱིར་སོང་བ། བཤང་བ་དང་ཁྲི་ངན་དོར་རྗེས་རྗེ་བདེར་འགྲོ་བ། བཤང་འགགས་དང་བཤལ་བ་རེས་མོས་སུ་འབྱུང་བ་སོགས།

གསུམ། OTC སྨན་གྲིས་

བཙོ་ཐབས།

བཤང་འགགས་བཙོ་བའི་སྨན་ནི་གཞང་གི་དབང་རྩར་ཐོག་ཐུག་གཏོང་བ་དང་ཡང་ན་བཤང་བ་བདེ་བྱེད་ཀྱི་བཤལ་སྨན་རིགས་ཤིག་ཡིན།

1.ཟེ་སྐྱུར་རྨེ། ནངས་མོ་ཁོག་སྟོང་དུ་ཟེ་སྐྱུར་རྨེ་ཁེ5ནས20ཙམ་ཆུ་དྲོའི་ཁེ100ནས400དང་མཉམ་དུ་བསྐྱེན་པ། དེས་རྒྱུ་མས་ཆུ་བསྐྱུར་དུ་འཇུ་ལེན་བྱེས་པ་བཀག་སྟེ་རྒྱུ་མའི་བཤང་བ་ཧ་མང་དུ་བཏང་ཞིང་། གཞུང་ལམ་ལ་ཐོག

ཐུག་བཟློས་ཏེ་བཤལ་དུ་འཛུག་པ་ཡིན། དེའི་ནུས་པ་ཏ་ཅང་ཆེ་བས་ཚབས་ཆེ་བའི་བཤང་འགགས་ལ་སྤྱོད་པ་ཡིན། རྒྱ་མ་ནས་ཁྲག་བཞུར་བ་དང་སྦྲུམ་མ། ཟླ་མཚན་འབབ་པའི་བུད་མེད་བཅས་ཀྱིས་བསྟེན་མི་རུང་།

2.པི་ས་ཁོ་དལ། སྨན་ལེབ་མ་ལྷུད་པར་ཁོང་དུ་བསྟེན་དགོས། སྨན་དེ་རྒྱ་མ་ནས་གྱེས་འཐོར་བྱུང་རྗེས་རྒྱ་མའི་འབྱུར་སྐྱི་ལ་ཐོག་ཐུག་བཟློས་ཏེ་རྒྱ་མའི་འགུལ་སྐྱོད་ཇེ་དྲག་ཏུ་བཏང་ཞིང་རྒྱུན་ལྡན་གྱི་བཤང་བ་ཕྱིར་འདོར་བ་ཡིན། དེ་ནི་གོམས་སྲོལ་རང་བཞིན་གྱི་བཤང་འགགས་ལ་ཤིན་ཏུ་འཕྲོད། གསུམ་ནད་དྲག་པོའི་རིགས་དང་སྦྲུམ་མས་བསྟེན་མི་རུང་།

3.མངར་སྦྱུམ་དང་འགག་གཏོར་སྨན། དེ་གཉིས་ཀ་འཇམ་

སྦྱུན་རིགས་ཀྱི་སྨན་ཡིན་ལ་ཚང་མ་གཞུང་སྒོ་ནས་བསྟེན་དགོས། མངར་སྦྱུམ་གྱི་ནུས་པ་འཇམ་པ་མ་ཟད་གཞུང་ལམ་འཇམ་པོར་བཟོས་ཏེ་བཤད་པ་ཕྱིར་འདོར་བ་ཡིན། འགག་གཏོར་སྨན་ལ་རིགས་གཉིས་ཡོད་དེ། གཅིག་ནི་མངར་སྦྱུམ55%འདུས་པ་ཅན་དང་། ཅིག་ཤོས་ནི་རི་སིལ་ཕྱུན45%ནས50%འདུས་པ་དང་ཟེ་སྐྱུར་རྩེ10%འདུས་པ་ཅན་ཞིག་ཡིན། གཞན་སྒོར་བཙུག་ཇེས་རྒྱུ་མར་ཐོག་ཐུག་དང་འཇམ་པོར་བཟོས་ཏེ་བཤད་པ་འདོར་བ་ཡིན། གལ་ཏེ་བཤད་པ་རྒྱུ་མ་ནས་ལུས་ཡུན་རིང་ནས་སྐམ་པོར་གྱུར་ཡོད་ན་མཚམས་རེར་ཕན་འབྲས་དེ་འདྲ་མི་ཐོན།

4.ཙོ་འབྲས་རྟགས། རྒྱུ་མ་ནས་འཇུ་ལེན་མི་བྱེད་པར་

ལོང་ག་ནས་ལོང་སྤྲིན་གྱིས་བརྗེ་ཚབ་བྱས་ཤིང་། བརྗེ་ཚབ་ཐོན་དངོས་ཀྱིས་ཆུ་འཛུ་ལེན་བྱས་ཏེ་རྒྱུ་མར་ཐོག་ཐུག་བཟོས་ཏེ་བཤང་བ་འདོར་བ། དེའི་ནུས་པ་དལ་བས་བཤང་འགགས་དལ་མོའི་རིགས་ལ་འཁྲིད། རིན་གོང་མཐོ་བས་བཤལ་སྨན་གཞན་གྱིས་གོ་མ་ཆོད་ན་ད་གཟོད་བསྟེན་པ་ཡིན། གསུས་ནད་ཚབས་ཆེན་དང་གཅིན་སྙི་ཟ་ཁུའི་ནད་ཡོད་པའི་མིས་བསྟེན་མི་རུང་།

བཞི། བཤང་འགགས་སྨན་གྱི་མཉམ་འཛོམ་

བྱ་ཡུལ།

1.བཤང་འགགས་ཀྱི་རྒྱུ་རྐྱེན་མང་བས། དེའི་རྒྱུ་རྐྱེན་ལ་དམིགས་ནས་གསོ་བཅོས་བྱ་རྒྱུ་ལས་བཤལ་སྨན་གང་འདོད་དུ་བསྟེན་མི་རུང་། ཟས་དང་སྤྱོད་ལམ་གྱི་གོམས་སྲོལ་ཡག་པོ་ཆགས་རྒྱུ་གལ་ཆེ་ལ། ཆུ་མང་དུ་འཐུང་ན་བཤང་འགགས་ལ་ཤིན་ཏུ་ཕན།

2.བཤལ་སྨན་བསྟུད་མར་བསྟེན་དུས་ཉིན7ལས་བརྒལ་མི་རུང་། ཡང་ན་བཤང་འགགས་སེལ་རྗེས་སྐྱུར་དུ་བསྟེན

མཚམས་འཛོག་དགོས། བཤང་འགགས་དལ་མོའི་རིགས་ལ་ཕོག་ཐུག་རང་བཞིན་གྱི་བཤལ་སྨན་ཡུན་རིང་དུ་བསྟེན་མི་རུང་།

3.བྱིས་པར་བཤལ་སྨན་བསྟེན་ན་སྨན་གྱིས་བསྐྱེད་པའི་བཤང་འགགས་སློང་སྲིད་པས་བསྟེན་མི་རུང་།

བཤལ་བ།

གཅིག མདོར་བསྟན་པ།

བཤལ་བ་ནི་ཉིན་རེར་བཤང་བ་ཐེངས3གྱི་ལས་མང་བ་འདོར་ཞིང་། བཤང་བའི་ཁྲོད་དུ་མ་བཞུས་པའི་ཟས་ཀྱི་སྙིགས་

ཐོ་དང་འབུར་བག་ཅན་གྱི་གཤེར་ཁུ། ཐ་ན་རྣག་ཁྲག་སོགས་འབྱུང་བ་ལ་གོ། ནད་ཀྱི་རྒྱུ་རྐྱེན་ལ་བརྟེན་ནས་དབྱེ་བ་མང་དུ་ཡོད་དེ། འཇུ་བྱེད་རང་བཞིན་གྱི་བཤལ་བ་སྟེ་ཟས་འཇུ་ལེན་མ་ཐུབ་པར་བཤལ་བ་དང་། རེད་པའི་བཤལ་བ་སྟེ། ཕྲ་སྲིན་སོགས་ཀྱིས་སྔོན་དུས་བྱིས་པ་བཤལ་བ་དང་ཟས་མི་གཙང་བས་བསྐྱེད་པའི་བཤལ་བ། རྒྱ་མའི་སྲིན་བུ་འཁྲུགས་པའི་བཤལ་བ་སྟེ། སྲིན་འགོག་རྒྱུ་མང་པོ་བསྟེན་ནས་རྒྱ་མའི་ཕྲ་སྲིན་ལ་གནོད་པ་ཐེབས་ཏེ་བསྐྱེད་པའི་བཤལ་བ། ས་ཆུ་མ་འཕྲོད་པར་བཤལ་བ། གཞན་ད་དུང་རྒྱུ་རྐྱེན་མི་གསལ་བའི་བཤལ་བ་དང་ཡོང་དང་གཞང་སྐྲོའི་གཉན་ཚད། རལ་པ། འབྲས་སྨན་སོགས་ཀྱིས་བསྐྱེད་པའི་བཤལ་བ་སོགས་ཡོད། དེ་དག

གི་བཤད་པའི་ཁ་དོག་དང་རྣམ་པ་ཡང་སྣ་ཚོགས་སུ་མངོན་ཏེ། དཔེར་ན་རིད་པས་བཤལ་བ་ལ་འབྱུར་བག་ཅན་གྱི་ཁྲག་ཐོན་ཞིང་། འཇུ་ལེན་མ་ཐུབ་པར་བཤལ་བ་ལ་བཤད་བ་སྣ་མོ་ཐོན་པ། བྱིས་པའི་འཇུ་ལེན་མ་ཐུབ་ན་ལྷང་སེར་འོ་མའི་རོ་དང་ལྡན་པའི་བཤལ་བ། དེ་ལ་ཡང་སྨུར་མོའི་རིགས་དང་དལ་མོའི་རིགས་གཉིས་ཡོད་དེ། སྨུར་མོའི་རིགས་ནི་མང་ཆེ་བ་རྒྱུ་ཚད་དང་ཟས་དུག་ཐོག་པ། རིད་པས་བཤལ་བ་སོགས་ཡིན་ལ། དལ་མོའི་རིགས་ནི་གཅོང་ནད་དང་ཁྲག་འཇུ་སྲིན་འབུའི་ནད། རྒྱུ་མའི་འབྲས་སྐྲན་སོགས་ཡིན།

གཉིས།OTCསྨན་གྱིས་བཅོ་

ཐབས།

སྨན་ཐོ་མི་དགོས་པའི་སྨན་གྱི་དཀར་ཆག་ཏུ་ཚོང་ལེན་རྒྱུ་དང་རོ་ཙ་སྐྱུར་སྤྲི་དཀར། སྨན་བཀོལ་སོལ་རྗེས། ཚོ་སྐྱུར་སྤྲིན་རྒྱུ་སོགས་སྐྱེ་ཁམས་ཕྲ་མོ་སྨོམ་བྱེད་པའི་སྤྲིན་སྨན་འགའ་ཞས་བསྡུས་ཡོད།

1.རིད་པས་བཞལ་བ་ལ་ཚོང་ལེན་རྒྱུ་བསྟེན་དགོས་ལ། དར་མས་ཐེངས་རེར་ཁེ0.1ནས0.4བར་དུ་བསྟེན་ཞིང་ཉིན་རེར་ཐེངས3ལ་བསྟེན་དགོས། བྱིས་པར་གསལ་བཤད་ཡི་

གེའི་གཏན་ཁེལ་ལྷར་བསྟེན་དགོས། སྨན་དེ་རོ་ཁ་བས་མངར་རྫས་དང་སྤྱིན་ཐུམ་ཅན་བསྟེན་ཆོག དེས་ནད་བསྐྱེད་སྲིན་བུ་འཚར་སྐྱེ་འབྱུང་བ་ཚོད་འཛིན་བྱས་ཤིང་སྲིན་ཚོགས་འཁྲུགས་པ་བཀག་སྟེ་རྒྱུ་མའི་སྐྱེ་ཁམས་ཕྲ་མོ་སླར་གསོ་གཏོང་བ་དང་། བཤལ་མཚམས་འཇོག་པ་ཡིན།

2.འཇུ་བྱེད་མི་ལེགས་པས་བཤལ་བ། ཁ་ཟས་མང་དྲགས་ཏེ་འཇུ་མ་ཐུབ་པར་ཕོ་རྒྱུའི་ནུས་པ་ཉམས་པ་དང་ཁོག་པ་བཤལ་བ། དེར་མཆེར་རྩབས་དང་ཕོ་བའི་སྤྲི་དཀར་རྩབས་བསྟེན་ན་ཕན།

3.སྲིན་འགོག་རྒྱུ་བསྟེན་དྲགས་ནས་རྒྱུ་མར་གནོད་པ་དང་སྲིན་ཚོགས་འཁྲུགས་ནས་བཤལ་བ། དེར་སྐྱེ་ཁམས་ཕྲ་

མོའི་སྤྲིན་སྨན་བསྟེན་ན་ཕན་འབྲས་ལེགས་པོ་ཐོན་པ་ཡིན། གཞན་ཡང་ཀྲུང་སྨན་ལ་ཡང་བཤལ་མཚམས་འཛོག་བྱེད་ཀྱི་སྨན་མང་པོ་ཡོད་པས་འབྲེལ་ཡོད་དཔྱད་གཞི་ལྟར་བསྟེན་ཆོག་པ་ཡིན།

ལྕཏ་ཀྱིས་མ་འདང་བར་ཁྲག་ཟད་པ།

གཅིག མདོར་བསྡུས་པ།

དེ་ནི་རྒྱུན་ལྡན་གྱི་ཁྲག་ཟད་པའི་ཁོངས་སུ་གཏོགས། གཙོ་བོ་ལུས་ཁམས་སུ་ལྕགས་ཀྱི་རྒྱུ་ཆས་མ་འདང་བར་ཁྲག་

སྦྲི་ཛེ་ཉུང་དུ་ཕྱིན་པའི་ནད་ཅིག་ཡིན། དེ་ལ་རྒྱུ་རྐྱེན་མང་པོ་ཡོད་དེ། གཅིག་ནས་འཚོ་བཅུད་འཇུ་ལེན་མ་འདང་བ་སྟེ། དང་པོ་ཡུན་རིང་ལ་ཟས་བཅུད་མི་ལེགས་པ་དང་། ཁ་ཟས་ཀྱི་ཁྲོད་དུ་ལྕུགས་ཀྱི་རྒྱུ་ཆ་ཉུང་བའམ་ཡང་ན་ཁ་ཟས་རིགས་གཅིག་བསྟེན་དྲགས་ཏེ་ལྕུགས་ཀྱིས་མ་འདང་བ། གཉིས་པ་བྱིས་པ་ནར་སོན་སྐབས་ཨ་མས་ལྕུགས་བསྡུ་ལེན་བྱས་པ་མ་འདང་བ། གསུམ་པ་ཕོ་སྐྱུར་ཟད་པ་དང་བཤལ་བ། ཕོ་རྒྱུའི་ཁམས་འཁྲུགས་པ་སོགས་ཀྱིས་ལྕུགས་བསྡུ་ལེན་བྱེད་མ་ཐུབ་པ་སོགས་དང་། གཉིས་ནས་ལུས་ཀྱི་ལྕུགས་ཤོར་བ་ཐལ་དྲགས་པ་སྟེ། དང་པོ་ཕོ་རལ་དང་གཞུང་འབྲུམ་སོགས་ཀྱིས་ཁྲག་ཤོར་བ། གཉིས་པ་བུད་མེད་ལ་ཐེངས་མང་པོར་མངལ་ཤོར་བ་དང་

ཟླ་མཚན་མང་པོ་བབས་པ། གསུམ་པ་རྨས་སྐྱོན་དང་ག་ཤག་བཅོས་ཀྱིས་ཁྲག་ཤོར་སོགས་ཀྱིས་ནད་དེ་རིགས་བསྐྱེད་པ་ཡིན།

གཉིས། ལྟུགས་ཀྱིས་མ་འདང་བར་ཁྲག་ཟད་པའི་རྟགས།

1.མིག་ཟུར་གྱི་སྐྱི་མོ་དང་སེན་མོའི་མདོག་སྐྱ་བ། ལུས་སྟོབས་ཞན་ཞིང་ངོ་མདངས་སེར་བ། སེན་མོ་གས་སླ་བ་དང་ཚིབས་སུ་ལྷུང་བ།

2.འཛྲུ་བྱེད་མི་ལེགས་པ་དང་ཡི་ག་ཞན་པ། སྐྱུགས་མེར་ལངས་པ། ཁོག་བཤལ་བ། མཆིན་མཆེར་དང་གཞེར་རྨེན་སྐྲང་བ།

3.ཐང་ཆད་པ་དང་མགོ་ཡུ་འཁོར་བ། མགོ་དང་བྲང་ན་བ། ཚིགས་གཞི་ན་བ། གཉིད་མི་ཁུག་པ། སྙིང་མི་བདེ་བ། དམུ་སྐྲན་འབྱུང་བ། ཟླ་མཚན་མི་སྙོམས་པ་སོགས་འབྱུང་།

གསུམ། OTCསྨན་གྱིས་བཅོ་ཐབས།

1.ཟས་བཅུད་ནི་ནད་དེ་ལ་ཕན་པའི་སྨན་མཆོག་ཡིན། འཚོ་བཅུད་ཀྱིས་གསོ་བ་དང་ལྷུགས་རྒྱུ་འདུས་པའི་ཁ་ཟས་ཟ་བ། དཔེར་ན་ཕག་གི་མཆིན་པ་དང་བྱ་རིགས་ཀྱི་མཆིན་པ། སྲོག་ཆགས་ཀྱི་ཁྲག་དང་ཤ་དེ་མིན་སྔོ་ཚལ་སོགས་ནི་བཟས་

ན་ཕན།

2.དེ་ལ་འདྲིས་སྦྱོར་ཚད་གྲངས2ཅན་གྱི་ལྷུགས་ཀྱི་སྨན་རྫས་བསྟེན་ན་ཡང་ཕན། འདྲིས་སྦྱོར་ཚད་གྲངས2ཅན་གྱི་ལྷུགས་གྱིས་རྩལ་ཡིན་ན་ད་གཟོད་ལུས་ཀྱིས་འཇུ་ལེན་བྱེད་ཐུབ། གཙོ་བོ་རྒྱུ་སོར་བཅུ་གཉིས་ནས་འཇུ་ལེན་བྱེད་པ་ཡིན། འཚོ་རྒྱུCདང་ཤའི་རིགས། ཨེམ་ཧྲི་སྐྱུར། ཆོལ་སོགས་ཀྱིས་ལྷུགས་ཀྱི་འཇུ་ལེན་ལ་ཕན། འདྲིས་སྦྱོར་ཚད་གྲངས2ཅན་གྱི་ལྷུགས་དང་མི་འདྲེས་པའི་སྨན་དང་ཁ་ཟས་ཀྱིས་ལྷུགས་ཀྱི་འཇུ་ལེན་ལ་བར་ཆད་བཟོ་བ་ཡིན། དཔེར་ན་ཐན་སྐྱུར་ཆེང་ནྭ་དང་ཇ་སོགས་ལྟ་བུ། ལྷུགས་ཀྱི་སྨན་རྫས་ལྟོ་སྟོང་དུ་བསྟེན་ན་ཟས་རྗེས་བསྟེན་པ་ལས་བཟང་། འོན་ཀྱང་ཕོ་རྒྱུ་ལ་གནོད་པ་འབྱུང་

བས་ནད་པས་རང་གི་ནད་བབས་ལ་བརྟེན་ནས་ཐག་གཅོད་དགོས། མཁལ་མཆིན་གྱི་ནུས་པ་ཉམས་པ་དང་གཅིན་ལམ་རེད་པའི་ནད་པས་བསྟེན་མི་རུང་། ཕོ་བ་དང་རྒྱ་སོར་བཅུ་གཉིས་རལ་བ། ཆང་དུག་ཐོག་པ། བཤེར་རྨེན་གཉན་ཚད་དང་མཆིན་ཚད། རྒྱ་ཚད་སོགས་བྱུང་ཡོད་པའི་ནད་པས་མཉམ་འཛོག་དགོས། དེ་ཡང་བསྟེན་ཚད་ཆུང་དུ་ནས་མགོ་བརྩམས་ཏེ་རིམ་བཞིན་བསྟེན་ཚད་ཇེ་མང་དུ་བཏང་ན། ཕུང་པོར་མ་འཁྲིད་པར་སྐྱུགས་མེར་ལངས་པ་དང་བཤལ་བ། བཤང་འགགས་སོགས་འབྱུང་བ་ཚོད་འཛིན་བྱེད་ཐུབ་པ་ཡིན།

དེ་ཡང་རྒྱུན་སྤྱོད་ཀྱི་སྨན་ཐོ་མི་དགོས་པའི་སྨན་གྱི་རྒྱུན་ཤེས་དོ་སྤྱོད་པའི་ལེ་ཚན་འདི་རྫོགས་ཁུལ་ཙམ་བྱས་ཏེ། འདིས་

འགྲོ་བ་རྣམས་ཀྱི་ནད་ཀྱི་གདུང་བ་སེལ་བ་དང་། འགྲོ་བ་རྣམས་མི་ན་བར་བདེ་ཐང་དུ་འཚོ་བ་ལ་ཇི་ཙམ་ཕན་ཐོགས་ཐུབ་པའི་ཕན་སེམས་ཀྱིས་སྒྲུར་བ་དགེ་བར་གྱུར་ཅིག་གྱུ།

ལུས་ཟུངས་ཉམས་པ།

གཅིག མདོར་སྟོན་པ།

དོན་སྟོད་ཀྱི་ནུས་པ་ཞོར་བ་དང་ལུས་ཟུངས་ཉམས་པའི་རྐྱེན་གྱིས་གཅོང་ནད་མང་པོ་ཐོག་པ་ལ་ཟུངས་ཉམས་པ་ཟེར། དེ་ལ་ལྷན་སྐྱེས་ཀྱི་ལུས་ཟུངས་ཉམས་པ་དང་། གསོ་བཅུད་ཡག་པོ་མ་བྱུང་བ། ན་ཡུན་རིང་ནས་ལུས་པོ་གསོ་མེད་པ།

དཀའ་ཆེ་ནས་ནད་ཐོག་པ། ནད་ན་ནས་སོས་མེད་པ་སོགས་རིགས་ཚང་མ་ལ་ལུས་ཟུངས་ཉམས་པའི་ནད་པ་ཟེར། དོན་ལྡ་སྡོད་དྲུག་གི་ནུས་པ་ཞོར་བ་དང་ལུས་ཟུངས་ཉམས་པ་ནི་ནད་རིགས་མང་པོ་འདུས་པའི་གཙོང་ནད་ཀྱི་ནད་རྟགས་ཤིག་ཡིན་ལ། ཀྲུང་ལུགས་སྨན་པས་ནད་གཞི་ལ་བརྟག་པའི་ཐུན་མོང་མ་ཡིན་པའི་ཐབས་ཤིག་ཀྲུང་རེད། ཐོ་མོ་ལེགས་སྒྲིག་བྱས་ནས་དོ་མཉམ་སྦྱང་རྩེས། ནད་གཞི་སེལ་ཐུབ་པ་དང་། ལུས་ཟུངས་རྒྱས་པ། ནད་ཀྲུང་དྲག་ཐུབ། ཀྲུང་ལུགས་སྨན་པས་གཙོང་ནད་རིགས་མང་པོ་བཅོས་པ་ལ་ལེགས་ཆ་ཐུན་མོང་མ་ཡིན་པ་ཡོད།

གཉིས། ལུས་ཟུངས་ཉམས་པའི་ནད་གཞི།

ལུས་ཟུངས་ཉམས་པ་ནི་ལྷན་སྐྱེས་ཀྱི་ནད་དང་རྗེས་བྱུང་གི་ནད་གཉིས་ཡོད། ལྷན་སྐྱེས་ཀྱི་ནད་ནི་ལུས་པོ་ཞན་པ་དང་ལུས་ཟུངས་ཉམས་པ་རེད། རྗེས་བྱུང་གི་ནད་ནི་ཉམས་སྣང་བདུན་དང་དལ་དུབ་ཆེ་བ། འདོད་ཆགས། བཟའ་བཏུང་སོགས་དང་འབྲེལ་བ་ཡོད། ནད་ཡག་པོ་བཅོས་མེད་པ་དང་སྨན་བསྟེན་ནོར་བ། ན་རྗེས་ལུས་པོ་ཡག་པོ་གསོ་མེད་པ་བཅས་ཀྱི་རྐྱེན་གྱིས་རེད།

གཅིག ལྷན་སྐྱེས་ཀྱི་ལུས་ཟུངས་ཉམས་པ་ནི། མ་སྐྱེས་

གོང་ཨ་མའི་ལུས་ཞན་ཞིང་ནད་མང་བ་དང་། ཕྲུ་གུ་སྐྱེས་རྗེས་ལུས་པོ་ཡག་པོ་གསོ་མེད་པས། ལུས་ཟུངས་ཉམས་པར་གྱུར།

གཉིས། ཉམས་སྣང་བདུན་གྱི་ནད་ནི་ཀྲུང་ལུགས་སྨན་པས་སྡུག་ཆེ་ན་གློ་བ་ན། དགའ་ཆེ་ན་སྙིང་ན། བསམ་བློ་གཏོང་ཆེ་ན་མཆེར་བ་ན། ཁོང་ཁྲོ་ཆེ་ན་མཆིན་པ་ན། སྐྲག་ཆེ་ན་མཁལ་ལི་ན་བཅས་ཀྱི་ཟེར་སྲོལ་ཡོད། དེ་དག་གི་ནད་ཡུན་རིང་མ་བཅོས་ན་དོན་ལྔའི་ནུས་པ་ཤོར་ནས། ལུས་ཟུངས་ཉམས་པར་གྱུར།

གསུམ། འཁྲིག་སྦྱོར་མང་བའི་ཟུངས་ཉམས་པ་ནི་འཁྲིག་སྦྱོར་ལ་ཚོད་འཛིན་མ་བྱས་ན་དྭངས་ཁྲག་གཉིས་ཀ་ཉམས། ངལ་དུབ་ཆེ་བ་དང་ལུས་ཤུགས་ཟད་ན་ལུས་ཟུངས་ཉམས་པར་

གྱུར།

བཞི། བཟའ་བཏུང་ཚོད་འཛིན་མ་བྱེད་པའི་ནད། བཟའ་བཏུང་ཚོད་འཛིན་མ་བྱས་ན་ཕོ་ཁའི་ནུས་པ་དང་ཟུངས་ཁྲག་ཉམས། དོན་ལྔ་སྙོམ་སྦྱོར་ཡག་པོ་མ་བྱུང་ནས་ཡུན་རིང་སོང་ན། ལུས་ཟུངས་ཉམས་པར་གྱུར།

གོང་གསལ་ལས་ལུས་ཟུངས་ཉམས་པ་ནི་དོན་ལྔའི་ནུས་པ་ཉམས་པའི་རྐྱེན་གྱིས་རེད། ནད་ཀྱི་འབྱུང་རྒྱ་ཅི་འདྲ་ཡིན་རུང་མཐའ་མའི་འབྱུང་རྒྱ་ནི་མཁལ་ལི་ཡིན་པས། མཁལ་ལི་ནི་དོན་ལྔའི་རྩ་བ་ཡིན་ལ། ཟུངས་ཉམས་པའི་ནད་ཀྱི་འབྱུང་རྒྱའང་ཡིན།

གསུམ། ལུས་ཟུངས་ཉམས་པའི་ནད་རྟགས་དང་བཅོས་ཐབས།

（གཅིག） ལུས་ཟུངས་ཉམས་པའི་ནད་ཀྱི་བཅོས་ཐབས།

ཉམས་ན་བཅོས་པ་དང་ཞན་ན་གསོ་བ། ནུས་པ་ཉམས་ན་རྫོད་ཀྱིས་གསོ་བ། ཟུངས་ཁྲག་ཉམས་ན་ཟས་ཀྱིས་གསོ་བ་དེས་རྩ་དོན་བྱེད་དགོས། དོན་ལྔའི་ཁྱད་ཆོས་ལ་བརྟེན་ནས་གློ་ནད་ཐོག་ན་ལུས་པོ་གསོ་བ་དང་། སྙིང་ནད་ཐོག་ན་སེམས་གསོ་བ། མཆེར་བ་ན་ན་ཟས་ཀྱིས་གསོ་བ། མཆིན་ནད་ཐོག་ན་སེམས་པ་ལྷོད་བ། མཁལ་ལི་ན་ན་ཟུངས་ཁྲག་གསོ་བ་བཅས་

བྱེད་དགོས། ལུས་པོ་གསོ་བ་ནི་ལུས་ཟུངས་ཉམས་པའི་ནད་བཅོས་པའི་ཐབས་གཙོ་བོ་རེད། ནད་གཞི་ཀུན་གྱི་འབྱུང་རྩ་ནི་མཁལ་ལི་ཡིན་པས། མཁལ་ལི་གསོ་རྒྱུ་བརྗེད་མི་རུང་།

（གཉིས）དོན་ལྔ་ཉམས་པའི་ནད་རྟགས།

གཅིག གློ་བ་ཉམས་པའི་ནད་རྟགས་ནི་དབུགས་ཉམས་པ་དང་ཆམ་ནད་ཐོག་པ། གློ་བ་ཀྱུག་པ། དབུགས་འཚང་བ། ངོ་མདོག་ཞན་པ་སོགས་རེད། གློ་ནད་ཐོག་མཁན་གྱིས་གློ་བར་ཕན་པའི་ཁུ་བ་འཐུང་ནས་གློ་བ་གསོ་དགོས།

གཉིས། སྙིང་རུས་ཉམས་པའི་ནད་རྟགས་ནི་སྙིང་ཁྲག་ཚུང་བ་དང་། སྙིང་འཕར་བ། གཉིད་མི་ཁུག་ནས་རྨི་ལམ་འཁྲུག་པ། བརྗེད་སླ་བ། ངོ་མདོན་ཞན་པ། ཁྲག་རྩ་ཉམས་པ་སོགས་རེད།

སྙིང་ནུས་ཉམས་མཁན་གྱིས་ཟུངས་ཁྲག་གསོ་དགོས་པ་མ་ཟད། བཏང་སྙོམས་ཀྱི་བསམ་པ་ཡོད་དགོས།

གསུམ། མཆེར་བ་ཉམས་པའི་ནད་རྟགས་ནི་མཆེར་ནུས་ཉམས་པ་དང་། མི་འདོད་པ་དང་སྐྱུག་པ་སླ་བ། ལུས་པོ་ཉམས་པ། སྐད་ཆ་བཤད་མི་མོས་པ། ངོ་མདོག་ཞན་པ། ཁོག་པ་གཟེར་བ་སོགས་རེད། རྒྱུན་དུ་འཁྲུགས་པ་དང་ཟ་མ་གཟབ་གཟབ་མི་བྱས་ནས་ཟས་འཇུ་དཀའ་ན། ཐོག་ཀྱིས་གསོ་རྒྱུ་གཙོ་བོ་བྱ་དགོས། དེའི་རྐྱེན་གྱིས་ཆམ་པ་ཐོག་ནས་མི་དྲག་ན། ལུས་ལ་ཕན་པའི་ཁུ་བ་མང་པོ་འཐུང་དགོས།

བཞི། མཆིན་ནུས་ཉམས་པའི་ནད་རྟགས་ནི་མཆིན་ཁྲག་མི་འདང་བའི་ནད་པའི་རྣ་བ་ཙ་བ་དང་སེམས་མི་སྐྱིད་པ། རྒྱུ་

ཁུག་གཟེར་བ། བུད་མེད་ཀྱི་ཟླ་མཚན་དུས་ཐོག་ཏུ་མི་བབས་ལ་ལྦོ་དྲེག་ཅུང་བ་རེད། མཆིན་ཁྲག་གསོ་བ་དེ་བཅོས་ཐབས་གཙོ་བོ་བྱེད་དགོས་ལ། ཟུར་དུ་ཚ་བ་སེལ་དགོས།

ལྔ། མཁལ་ནུས་ཉམས་པའི་ནད་རྟགས་ལ་རིགས་གཉིས་ཡོད་དེ། མོའི་མཁལ་ལི་ནད་པ་ལ་སྐྲ་ལྷུང་ཞིང་སོ་འགྱུལ་བ་དང་། མགོ་འཁོར་ཞིང་རྣ་བ་ངུ། ཁ་སྐམ་པ། རྐེད་པ་ན་བ། རྐང་པར་ཤུགས་མེད་པ་སོགས་ཀྱི་ནད་རྟགས་ཡོད། ནད་དེ་ལ་ཟུར་ཏོ་ཀུའེ་ཞེས་པའི་མཁལ་གསོ་རིལ་བུ་འཕྲུང་དགོས། ཕོའི་མཁལ་ལི་ནད་པ་ལ་ངོ་མདོག་ཞན་པ་དང་འཁྲུགས་སླ་བ། རྐེད་པ་ན་བ། རོ་རྩ་ཉམས་པ་སོགས་ཀྱི་ནད་རྟགས་ཡོད། ནད་དེ་ལ་ཡི་ཙུ་ཀུའེ་ཞེས་པའི་མཁལ་གསོ་རིལ་བུ་འཕྲུང་དགོས།

第一章　非处方药的基本知识

一、药品、处方药、非处方药和“双跨”品种

（一）药品

“药品，是指用于预防、治疗、诊断人的疾病，有目的地调节人的生理机能并规定有适应症或者功能主治、用法和用量的物质，包括中药材、中药饮片、中成药、化学原料药及其制剂、抗生素、生化药品、放射性药品、血清、疫苗、血液制品和诊断药品等。”这是《中华人民共和国药品管理法》给药品的定义。由

于药品是人民群众防病治病、保护健康的特殊商品，关系到人民的生命和健康，所以，古往今来世界各国都对药品的研制、生产、检验、流通和使用进行极其严格的监督和管理。

（二）处方药

处方药是医生用现代诊断方法诊断疾病并由医生处方，用来治疗病情严重，需要医药专业人员监督指导使用的药品。处方药必须凭执业医师或执业助理医师处方才可调配、购买和使用。药店常用“℞”表示处方药专柜。

（三）非处方药

非处方药是人民群众对能自我辨别的常见小伤小病进行治疗，或仔细阅读说明书、咨询执业药师后能自己判断和使用的药品。非处方药不需要执业医师或执业助理医师处方即可自行购买和使用。药店里用“OTC”表示出售非处方药的专柜和区域。

（四）“双跨”品种

在国家食品药品监督管理局已公布的4500多种非处方药中，有一些品种具有双重身份，既是处方药又是非处方药，故称为“双跨”品种。这些药有多个适应症，其中有的病症群众可以自我判断自我治疗，在限制适应症、限制剂量、限制规格、限制疗程的规定下，此部分药品是非处方药。而这些药的其他适应症群众难以判断，必须由医生决定，那时它们的身份则是处方药。例如阿司匹林的处方药适应症为：解热、镇痛，风湿性、类风湿性关节炎，抑制血小板凝聚，治疗胆道蛔虫，治疗痛风，预防心肌梗死。而阿司匹林作为非处方药时的适应症仅仅是用于普通感冒或流感引起的发热，也可用于缓解轻至中度疼痛，如头痛、牙痛、神经痛、肌肉痛、痛经及关节痛，而且限量每次 0.3～0.6 克，间隔 4～6 小时。24 小时内不超过 1.2 克。解热限用 3 天，止痛限用 5 天。“双跨”品种的处方药和非处方药必须使用不同的标签和说明书，而且包装颜色有明显的区别。

二、非处方药的来源与遴选

我国和实行药品分类管理的世界各国一样，非处方药都是从处方药转变而来的，也就是说现在的非处方药过去都是处方药。

国家根据药品品种、规格、适应症、剂量及给药途径的不同，对药品分别按处方药和非处方药进行管理。目前已公布了西药和中成药非处方药目录 4500 多种。这 4500 多种非处方药是国家组织中西医药专家，按照“安全有效、慎重从严、结合国情、中西药并重”的指导思想和“应用安全、疗效确定、质量稳定、使用方便”的原则，在处方药中进行反复遴选、审评确定予以公布的。

药品生产企业根据国家公布的非处方药品品种目录，进行药品品种转换申报，获得国家药监局批准后，取得非处方药品的生产权，才能合法进行非处方药的生产和销售。

由上述，可见国家对非处方药的遴选、审定及生产是非常慎重的。

三、非处方药的特点

非处方药与处方药有许多不同之处。非处方药的用药途径以口服和外用为主，用量一般都低于处方药的用量。非处方药疗程有限定，如解热镇痛药用于解热疗程为 3 天，用于镇痛疗程为 5 天；抗酸药的疗程为 1 周，胃肠解痉药疗程为 1 天，抗感冒药的疗程为

5~7 天，镇咳祛痰药疗程为 1 周。

非处方药具有较高的安全性，一般不会发生药物依赖，毒副作用发生率较低。

非处方药使用时无须医药人员指导和监督。这是因为 OTC 药品的标笺和使用说明书都很规范，指导充分。OTC 药品的使用说明书是由国家公布的范本，各厂家根据自己企业和产品的情况予以补充而成，只能补充增加范本的指导性内容，而不允许对范本删减，并须经药监局审批。因此有关该 OTC 药品的信息，如成分、性状、适应症、规格、用法用量、禁忌症、注意事项、不良反应、药物相互作用，生产厂家的地址、联系电话以及用药的警示语等都要写得明明白白，有一定文化水平的群众都能读懂并据此选用。

非处方药的适应症很明确，而且是群众能自我诊断的病症，即通常的常见病症。这些病群众大多罹患过，有用药的经历和经验，滥用和误用的可能性小。

非处方药的疗效确切，起效也较迅速，能减轻或缓解疾病的初始症状、防止恶化，能减轻已确诊的慢性疾病或延缓病情的发展，但不致掩盖严重疾病。

四、非处方药的分类与出售

国家根据非处方药安全性的高低，分为甲类和乙类。乙类的安全性最高，可以在药品监督管理部门批准的商业企业零售，即在集贸市场或超市就能买到。甲类的安全性比乙类低，必须由药店经营，这些药店必须具有《药品经营许可证》。目前由于施行药品分类管理时间还不长，乙类非处方药还未完全放开，其他商业企业暂时还不能经营，所以现在甲、乙两类非处方药都只能在药店购买。

五、非处方药的标识

国家食品药品监督管理局制定了非处方药专有标识图案及其使用规定。非处方药专有标识图案：椭圆形红底白字“OTC”为甲类非处方药专有标识；椭圆形绿底白字“OTC”为乙类非处方药专有标识。甲乙两类非处方药的标签、使用说明书、内包装、外包装上都必须印有非处方药的专有标识，而且标识比例和色标都要符合规定。非处方药专用标识不允许粘贴，而是与标签、作用说明书、内包装、外包装一体化印刷，右上角是非处方药专有标识的固定位置。非处方药的使用说明书和大包装也可以单色印刷。单色印刷时在非处方药专有标识的下方必须标示“甲类”或“乙类”，以示区别。

第二章　药学和药品基本知识

一、药学基本知识

（一）药物的来源

我们使用的药物来源有二：一是来源于自然界的天然药物，这是我们熟悉的中药，其中以植物性天然药物为主，此外还有矿物药和动物药；二是来源于人工制备的药物，称为化学药（西药），一部分是生物工程药和生物化学药。

（二）药物的化学部分、给药途径、剂型、剂量和用药次数

1. 药物的化学成分　药物的化学成分是指药物含有的化学物质。药物进入人体后所起到的治疗作用或毒副作用，都是药物化学成分作用于人体的结果。化学药品所用的化学药原料的纯度很高，而植物性中药所含的化学成分很多，也很复杂。一味中药往往就是一个复方，含有生物碱类、苷类、挥发油类等很多种成分。中药的治疗作用大多数情况下是由它所含有的主要有效成分发挥的。

2. 给药途径　指药物进入人体的方式即药物的用法。药物的主要给药途径有口服、注射和局部用药。

（1）口服　药物口服后，经过胃肠吸收而作用于全身或留在胃肠道，在胃肠道局部发挥作用。口服是最安全方便和最经济的用药法，也是最常用的方法。OTC药品大部分是口服的。

（2）注射　注射给药是一种重要的给药途径，主要有皮下、肌肉、静脉、鞘内等数种注射方式。注射给药对适应症、药物注射剂、医疗技术、设备等有较高的要求且有一定的风险，所以不作为OTC药品的给

药途径（胰岛素例外）。

（3）局部用药　将药物用于局部，起到治疗局部疾患的作用。如涂擦、撒粉、喷雾、含漱、湿敷、洗涤、滴入等，是OTC药品的另一种给药途径。其他还有灌肠、吸入、植入、离子透入、舌下给药、肛门给药、阴道给药等方法，这些方法也是局部用药，不过，大多情况下是吸收作用和局部作用并举。

3. 剂型　是指药物根据医疗需要经过加工制造成便于保存和使用的制品。药物的剂型有几十种。OTC药品常见的剂型有固体、半固体和液体：固体剂型如片剂、颗粒剂、胶囊剂、软胶囊剂、丸剂、栓剂、散剂等；半固体剂型如软膏剂、乳膏剂、眼膏剂等；液体剂型如口服液、洗液、糖浆等。

4. 剂量　指能产生药物治疗作用所需的药品用量。一般所说的剂量是指成人一次用药的平均用量。少于这个量可能产生不了治疗效果。超过这个量到一定程度可能发生中毒现象，这种过大的用量称为“中毒量”；导致严重中毒引起死亡的量叫做“致死量”。有的药品注明有一日量，即一天的用药总量，按注明的一天中的用药次数等分为一次用药量。药物的用量是经过科学研究得出来的，一般不得超过。OTC 药品的用量有严格规定，自行选购和使用都要严格遵照使用说明书指示。

5. 用药次数　为了使药物使用后获得治疗效果而又不发生毒副作用，要注意服药的时间和次数。大多数药物是一日三次，这是按一日 24 小时计算而不是一日三餐的时间，应尽可能每 8 小时服药 1 次，这样能使药物在血液中保持比较平稳的浓度，不至忽高忽低。药物服用的间隔时间是根据药物在体内代谢的速度确定的。有的药物在体内消除快，服药时间间隔就短，服用的次数就多一些，如一日 4 次。有的药物在体内消除慢，每日只服 2 次或 1 次，甚至更长的时间才服 1 次。有的慢性疾病需要长期服药，更要警惕引起药物积蓄中毒的可能，必须严格遵守药物的剂量和疗程服用，这在药品的使用说明书中都有限定。根据药物的性质、作用特点和治疗要求，有的药应空腹服用，有的则在饭前或饭后服用，有的在睡前服用。有的药物可以嚼碎服用，有的则不可嚼碎服用，这些用药方法在药品使用说明书中都有说明。

（三）药物的体内作用过程

药物进入人体后，作用于各组织和器官，产生一系列相应的药物作用，同时人体也对药物进行一系列的生理处置。这些复杂的过程归纳为两大方面：一是药物在体内位置的变化，即药物的转动，如吸收、分布和排泄；二是药物在体内发生化学变化，成为新的化学物质，即药物的转化或药物的代谢。药物的转动和药物的转化（代谢）组成药物在体内的全部作用过程。这两个过程往往是结合进行，同时发生的。了解药物在体内作用过程对于合理用药是很有意义的。

1. 药物的吸引　药物在消化道中必须要通过生物膜才能进入血液中，这一过程叫做药物的吸引。人体的生物膜是功能复杂的脂质膜，存在于各器官组织中。生物膜上含有药物的受体、酶和载体，起着接受和传递信息以及转运物质的作用。药物通过生物膜的方式主要有被动扩散和主动转运两种，称为药物跨膜转运过程。被动扩散过程与药物在膜两侧的浓度梯度和在脂质与水中溶解度大小有关，大多数药物是以被动扩散方式进入和清除出人体的。主动转运过程则需要生物膜成分参与而产生逆浓度梯度转运。

由于药物被吸收进入血液的多少和速度不等，因此机体利用药物的程度不同。药理学上用药物的“生物利用度”来量度机体对药物的吸收速率和吸收程度。生物利用度一般用药物的吸收百分比表示，某药物的这个百分比越大，表明机体对该药物的生物利用度越高。

2. 药物的分布　药物吸收后，通过各种生理屏障经血液循环转运到组织器官的过程叫做药物的分布。大多数药物在体内的分布是不均匀的，主要受到药物与血浆蛋白结合率、各器官的血流量、药物与组织的亲和力、体液的酸碱度、药物的理化性质以及血脑屏障、胎盘屏障等因素的影响。药物的分布随时处于动态平衡状态。药物的分布不仅影响药物在体内的贮存与消除速度，还影响药物作用发挥的快慢、强度、持续时间的长短等，了解这些常识对合理用药是有很大帮助的。

（1）药物与血浆蛋白的结合　大多数药物与血浆蛋白（主要是白蛋白）可逆性结合，暂时将药物贮存在血液中。只有游离型的药物才被转运到靶部位产生药理作用。药物的蛋白结合型与游离型呈动态平稳。

血浆蛋白结合率高的药物在体内消除较慢，作用维持时间较长。所以服药的间隔时间较长。

（2）器官的血流量　人体组织器官的血流量，肝是最多的，其次是肾、脑、心。由于其血流量大，药物被这些器官吸收后可迅速达到较高浓度。脂肪组织的血流量小，但体积和重量大（肥胖人的脂肪占体重的50%以上，消瘦人的脂肪也占体重的10%）。因此脂肪组织是脂溶性药物的巨大贮库。

（3）体内屏障　血液与脑组织之间有一种选择性阻止某些种类物质由血入脑的屏障，称为血—脑屏障，它对于维持中枢神经系统内环境的相对稳定有很大作用。

将母亲血液与胎儿血液隔开的屏障称为胎盘屏障。脂溶性低、解离型或大分子药物不易通过胎盘，而有些药物能通过胎盘进入胎儿的血循环，对胎儿有毒性甚至引起畸胎，所以孕妇禁用。

3. 药物的代谢　药物代谢又称药物的生物转化，是指药物在体内发生的化学变化。大多数药物主要在肝脏被相关的药物代谢酶催化而发生氧化、还原、羟化、乙酰化、磺酸化、分解、结合等化学变化，改变了药物原来的化学结构，生成新的化合物即代谢产物，以便从肾脏排出体外，从而达到药物代谢的目的。药物体内代谢产物的活性一般较原形物的活性低，甚至完全没有活性。一种药物可有一种或多种代谢产物。

（1）首过效应　口服药物在胃肠道吸收后，经门静脉到肝脏。有些药物在通过肠黏膜和肝脏时很容易被代谢而失去活性，在第一次通过肝脏时大部分被破坏，进入血液循环的有效成分减少，药效降低，这种现象称为首过效应。

（2）药物的半衰期　指药物在体内消除一半的量所需要的时间。一般情况下，代谢快、排泄快的药物，其半衰期短，而代谢慢、排泄慢的药物，其半衰期较长。药物半衰期的长短是确定给药间隔时间（如每日的给药次数）的依据。同一药物的半衰期在不同人的体内常有显著的差异。肝肾功能不良的人、老年人的药物半衰期一般比健康、年轻者长，所以必须严格遵照药物剂量、服药次数和疗程的规定用药，防止药物积蓄中毒。

4. 药物的排泄　药物在体内经吸收、分布、代谢后，最终以原形或代谢产物的形式经不同途径排出。

挥发性药物及气体可以从呼吸道排出，非挥发性药物主要由肾脏排泄。

（1）肾脏排泄　肾脏是药物排泄的主要器官。当肾功能不良、尿少或无尿时，肾脏排泄药物的能力大大减弱，必须减少药物的用量和给药次数。长期服药或服用有肝肾毒性药物时要特别注意肝功能是否健全。一般碱性药物在酸性尿中易于排出，而酸性药物在碱性尿中排泄较多。有的药物在尿中溶解度小，容易结晶，需多饮水，保持足够的尿量以冲洗泌尿道。

（2）胆汁排泄　许多药物经肝脏进入胆汁，随胆汁排入肠腔，最后随粪便排出体外。要注意有的药物被排到肠腔后会被重吸收，形成肝肠循环，使药物作用时间延长。

（3）乳汁排泄途径　有的药物可从乳汁中排出，哺乳期妇女要慎重用药，以免对乳儿造成药物伤害。

（4）其他排泄途径　药物还可从肠液、唾液、泪水或汗液中排泄。

药物在体内的代谢和排泄过程决定着药物作用的强度和持续时间。药物在体内代谢与肝肾功能密切相关，肝功能不良者应慎用在肝内代谢的药物，肾功能不良者应慎用经肾排泄的药物，婴幼儿肝肾功能发育尚不完全，用药一定要格外当心。

二、药品基本常识

（一）药品的名称

药品名称混乱（如同药异名、异药同名、一药多名），或者药品名称与治疗作用、功能相联系而造成使用者错觉或误导使用者，都会给处方、配方，特别是使用造成许多困难，极易发生差错事故，误导用药的情况。

1. 药品的通用名　又称为药品的法定名称，指列入国家药品标准的药品名称。我国上市的每一种药品都列入了我国的药品标准，因此每一种药品都有一个通用名。

2. 药品的商品名　指经国家食品药品监督管理局批准的特定企业使用的药品的商品名称。根据规定，除新的化学结构、新的活性成分的药物，以及持有化合物专利的药品外，其他品种一律不得使用商品名称。

（二）药品的批准文号

药品的批准文号是药品生产合法性的标志。《中华人民共和国药品管理法》规定，生产药品“须经国务院药品监督管理部门批准，并发给药品批准文号”。

（三）假药和劣药

药品只有合格和不合格之分，没有等级的区别。但药品有真药与假药、劣药的界限。

1. 假药 《中华人民共和国药品管理法》明确禁止生产（包括配制）、销售假药。有下述两种情形之一的为假药：药品所含成分与国家药品标准规定的成分不符的；以非药冒充药品或以他种药品冒充此种药品的。有以下六种情况之一的药品即按假药论处：国家药监局规定禁止使用的；必须经批准而未经批准生产、进口，或者必须检验而未经检验即销售的；变质的；被污染的；使用必须取得批准文号而未取得批准文号的原料药生产的；所标明的适应症或功能主治超出规定范围的。

2. 劣药 国家禁止生产、销售劣药。药品成分的含量不符合国家药品标准的为劣药。有以下六种情形之一的药品，即按劣药论处：未标明有效期或者更改有效期的；不注明或者更改生产批号的；超过有效期的；直接接触药品的包装材料和容器未经批准的；擅自添加着色剂、防腐剂、香料、调味剂及辅料的；其他不符合药品标准规定的。

3. 法律责任 生产、销售假药、劣药是谋财害命的违法行为，必然要受到法律的严厉制裁：没收违法生产、销售的“药品”和违法所得并处以货值金额数倍的罚款；有药品批准文件的，要被撤销，企业要停产或停业整顿；情节严重的要吊销生产经营或制剂许可证；构成犯罪的，依法追究刑事责任等。

4. 举报假劣药人人有责 制售假劣药是侵犯消费者权益，损害消费者健康甚至危及消费者生命的严重违法行为。由于其恶劣和严重的社会影响，国家打击和查处制售假劣药是有力的。群众一旦发现假劣药品应立即向药监局、工商局、公安局举报，以利案件及时查处，保护广大人民群众的健康和生命安全。

第三章 药品安全与合理用药常识

药物是预防、诊断和治疗疾病的重要物质。古往今来，它为人们减轻痛苦、缓解症状、治愈伤病、提高生存质量甚至延长生命立下了汗马功劳。但事物都是一分为二的，药物也不例外，它对人体既有有利的一面，也有严重危害的另一面，它能损害人体、造成残疾甚至致人死亡。俗话说“是药三分毒”，我们必须警惕药物的危害。国家已公布的非处方药，在遴选时虽然把安全性作为首要指标，而且在适应症、用法用量、注意事项、不良反应、药物相互作用等方面层层设防，极大地保证了人民群众的用药安全，但这并不等于就可以高枕无忧了，还应进一步提高人民的科学文化水平，普及药物安全性和合理用药常识，把药物的危害降到最低，让OTC药品更好地服务于人民群众。

一、药害猛于虎

（一）药害事件与药源性疾病

对药物的毒性，我们的祖先几千年前就已有认识并留下了“神农尝百草日遇七十毒”的记载。其实，药物的危害，从人类发现、使用药物之时就存在了。中医药在数千年的发展历程中，从临床实践和沉痛的教训中总结出的“十八反”、“十九畏”、“妊娠禁忌”等用药警示至今仍指导着中医的安全用药。近代，国内外曾发生过许多起触目惊心的严重药害事件，其中最为悲惨的要数“反应停”事件。1957～1962年，欧洲、日本等广泛应用“反应停”治疗妊娠呕吐，虽然疗效极为显著，但导致了8000多例海豹肢婴儿的出生。近年西立伐他汀引起横纹肌溶解使数十名患者死亡。中草药关木通因含有马兜铃酸致使急性肾功能衰竭，造成不少患者换肾（肾移植）。以及近年发现牛奶中非法加入三聚氰胺造成婴幼儿肾结石等事件真是骇人听闻。当今，药物对人类的危害已成为一个全球性问题。药物危害所造成的药源性疾病已成为致人死亡的主要因素之一。在美国，药源性疾病为位于心脏病、癌症、肺部疾病、中风之后的第五位致人死亡的疾病，每年大约有 10 万人死于此病。由此可见药害猛于虎，决不可小视。

药源性疾病又叫“药物病”，是指药物在使用过程中，因药物本身的作用、药物相互作用以及药物的使用引起人体组织或器官发生功能或器质性损害而出现各种临床异常症状。大量临床观察和研究资料已证实，药物可引起 100 多种药源性疾病以及相关的综合征，有的可造成不可逆性的损害，甚至死亡。

（二）药源性疾病发生的原因

1. 患者方面的原因

（1）年龄　年龄是发生药源性疾病的重要因素之一。小儿特别是婴幼儿各系统器官尚在发育过程中，功能还不健全，例如肝脏对药物的解毒作用、肾脏对药物的排泄能力都较低，肝酶系统、血脑屏障等还不完善，因而容易发生药物不良反应。老年人因肝肾功能减退，肝酶活性减弱使肝脏解毒能力下降，肾小球滤过率和肾小管分泌能力降低、肾血流量减少而排泄药物的能力也降低，所以药物的不良反应率较年轻人高。另外，老年人各种组织器官衰老，对某些药物的敏感性改变也是药物不良反应发生的因素。

（2）性别 女性药物不良反应的发生率比男性高，这是因为男女生理构造和机能不同，例如妇女经期、妊娠期对泻下药、活血化淤药敏感，易造成出血增多、流产、早产。

（3）遗传因素与高敏性 遗传是个体差异的主要因素，遗传基因的差别造成对药物反应性的差异。有的患者对药物特别敏感，使用同等剂量的药物可引起比一般患者更强烈的反应（高敏性）。此外，有少数患者对某些药物产生变态反应（俗称“过敏”），这是免疫反应异常引起的。抗菌药、解热镇痛消炎药、疫苗等是常见的可引起变态反应的药物。

（4）疾病 人体的一些疾病可能改变药物效能或者药物在体内的代谢过程。慢性肝肾疾病患者由于肝肾功能降低，药物在体内的代谢和清除能力减弱，使药物在血中的浓度增高，容易引起药物不良反应。

2. 药物方面的原因

(1) 药物本身的作用　许多药物在使用后产生了一些不希望发生的有害的反应。合格药品在正常用法用量下出现的与用药目的无关的或意外的有害反应叫做药品的不良反应。药品的不良反应是药品本身固有的。在研究开发时，有的不良反应可能已发现或作了探究，故在药品包装上可作出明确的警示，让消费者在购买和使用时注意。有的不良反应在研发时未能发现而在形成药品后经人们大量的使用后才得以总结和发现。这些不良反应经确认后都要在药品的使用说明书中列出，提醒医务人员和消费者在使用时注意。

药物的一些药理作用在该药品的适应症之外，与治疗目的无关，这些作用称为副作用。药物的一些作用引起患者的生理、生化功能异常或组织结构病理变化，影响一个或多个系统，这些作用称为毒性作用；有的药品作用后发生一些间接反应，如长期使用抗生素造成肠道菌群失调和二重感染，这些反应称为继发反应；有的药品有更为严重的危害。这些作用虽然在OTC药品中一般不会发生，但消费者应作为常识了解：如致癌作用指用药可导致癌症；致畸作用指用药后可引起胚胎或胎儿的发育障碍，包括死亡、畸形、发育迟缓及功能异常等，如前面提及的“反应停事件”造成8000多名海豹肢畸形儿；致突变作用是指药品引起的遗传性危害（染色体畸变），20世纪70～80年代发现、现在尚未了结的“乙底酚女儿”事件，就是母亲服用乙底酚（乙烯雌酚）后，女儿发生阴道腺癌的深刻教训，让我们看到药物的遗传学作用会影响到几代人的安全。

（2）药物相互作用　两种或多种药物合用或先后使用而引起药物作用和效应的变化称为药物相互作用。这是一个非常重要而又极其复杂的领域，包括药物与药物、药物与食物的相互作用，它不仅是药物与药物、药物与食物同用时发生的物理、化学变化，更重要的是生理活性方面的变化，有的是有益的相互作用，有的是不良的相互作用。现代用药的特点是多药并用，同时服用2～5种药物的情况极为普遍，有的住院患者一天甚至用药达30～40种之多，随之而来的是不良反应与死亡率显著增加，因此，“很多人不是病死的而是给医（药）死的”说法不无道理。药物的相互作用可表现在药效的增强或减弱，也表现在对药物吸收、分布、代谢和排泄的影响，以及毒性和副作用的强弱方面的影响。合理的合并用药可以增强疗效，减少毒副作用，收到事半功倍的效果，反之，就是事倍功半，造成危害，得不偿失。

（3）药物制剂的原因　药物的安全性不仅与其主要成分及其分解产物有关，与制剂的赋形剂、色素、稳定剂、溶剂等也有关系，有的不良反应是由这些附加成分引起的。

（4）药物使用不当　使用药物剂量过大、疗程过长、用药途径错误、多次反复用药、合并使用太多的药物导致配伍不当等会引起不良反应；有的使用过期药品或假药、劣药，更会造成许多不良反应，甚至危及患者生命。

（三）药源性疾病的防治

1. 药源性疾病的预防

预防药源性疾病，第一要思想重视，充分认识其危害的严重性，进一步提高药物安全性意识。OTC药品虽然有较高的安全性，但也不是绝对的无害，普及安全用药知识可以避免和减少很多药源性疾病。第二，国家要进一步建立和健全药物安全的监控机制，从药物研发直到生产、经营和使用的全过程实施有效的监控；对已上市的药品进行系统的再评价，把那些疗效不确切，毒副作用大的处方药或OTC药品淘汰掉，以保障人民群众的用药安全。第三，提高安全用药水平。提高医药卫生人员，特别是医师的安全用药水平，对减少和预防药源性疾病的发生极其重要。

广大群众如何提高自己的安全用药水平呢？可以从以下几方面入手：①要了解自己：例如自己是否处于经、孕、产或哺乳期，过去是否发生过药物不良反应或有无过敏倾向，自己的肝肾功能是否正常，自己是否有用药的明确指征。②要了解药物：仔细阅读OTC药品的说明书，对照自身的症状判断是不是药品的适应症，了解药品的不良反应、使用注意事项、想要选购的药品之间有无相互作用、与自己正在服用的药品有无禁忌，避免不必要的联合用药等。③注意观察用药后的反应，发现不良反应的早期症状应及时停药和处理。如果药品说明书载有药品对器官有损害，则更应注意不超量、不超疗程、谨慎用药、严密观察。

2. 药源性疾病的治疗

治疗药源性疾病注意4点。第一要停止使用致病的药物，终止它继续进入体内。停药后药源性疾病大都能缓解或自愈。但是也有一些药源性疾病已导致器质性损伤，停药后不能立即恢复，有的损害甚至是不可逆的。这种情况应按相应的疾病治疗。第二，已进入体内的致病药物要促使其迅速排出，可以采用催吐、洗胃、利尿、导泻、输液、血液透析等方法来加速致病药物的排出。第三，使用抵消药物作用的拮抗剂以缓解症状。第四，对症治疗。例如，皮肤过敏可用抗过敏药治疗，发烧可用解热镇痛药治疗等。

二、儿童用药

儿童生长发育期分为新生儿期、婴幼儿期或儿童期3个阶段。出生后28天内为新生儿期；出生后1个月至3岁为婴幼儿期；3岁至12岁为儿童期。

一般说来，对新生儿期和婴幼儿期的疾病，患儿家长难以把握，都会去医院由专业医护人员治疗。但儿童期亦可能涉及OTC药物的选购与使用。儿童正处在生长发育阶段，各系统器官功能都还处于建立完善中，用药应慎重。家长可学习有关的普及读物了解儿童的解剖生理特点和用药知识，从而更好地使用药物。用药上可注意以下几点。

（一）咨询医师或药师，不要轻率用药

（二）严格掌握用药指征

合理用药，杜绝滥用抗生素、非甾体类药和维生素的现象。

（三）严格掌握剂量、注意间隔时间

由于儿童生长发育情况、体质强弱不同，个体差异较大，用药剂量有一些差别，但千万不能过大。另外要注意间隔时间，不可因治病心切，给药次数过多、过频造成积蓄中毒。

（四）注意儿童禁用的药物

有些药物儿童是禁用的，例如儿童的骨和牙齿发育易受药物影响，四环素能引起牙釉质发育不良和牙齿着色变黄，孕妇、哺乳期妇女及8岁以下儿童禁用。

（五）慎用儿童感冒药

2009年3月英国政府下属的药物安全管理机构发现，英国市场上销售的69种常用的非处方类儿童感冒咳嗽药“没有明显疗效”，而且其引发的不良反应有可能导致儿童死亡。英国专家指出这是因为其中含有15

种成分，如使鼻腔黏膜血管收缩的麻黄碱、伪麻黄碱、去氧肾上腺素、羟甲唑啉、噻洛唑啉，抗组胺的苯海拉明、氯苯那敏、异丙嗪、曲普利啶、抗敏安，止咳的右美沙芬、福尔可定和祛痰的愈创甘油醚、吐根剂等。消息爆出，立即引起公众极大关注。我国中央电视台立即对我国市场上出售的感冒咳嗽类西药进行了调查，发现大多数含有上述的15种成分，这些成分可能对儿童的心血管系统和神经系统造成伤害，严重时可致死亡。一些所谓专门的“儿童感冒咳嗽药”的主要成分也含有上述15种成分的一种或数种。由于绝大多数感冒是病毒感染引起的，在没有并发症时，可以自动痊愈，因此并不需要用药。儿童患上感冒，家长应加强护理、补充营养，让患儿休息好，发烧时对症治疗等，经过2~7天，一般都能痊愈。儿童患感冒时专家建议：2岁以下尽量不使用感冒药，6岁以下儿童应在医师指导下谨慎使用。目前感冒药中的这些成分对成年人来说还是安全的。

（六）合理应用中成药的原则

儿童患病，许多家长选择中医中药治疗，或选择儿童用OTC药，这是因为中医药作用温和、副作用小，对许多小儿常见病有独特疗效。在应用和选购儿童 OTC 中药时应注意以下原则。

1. 及时用药，处方得当 儿童起病急、病情变化快，因此用药要及时。儿童脏腑娇嫩，对药物敏感，大苦、大辛、大热、大寒、攻伐和药性猛烈的药物要慎用，选择平和处方。

2. 注意健脾和胃 儿童脾气不足，消化能力差，患病时更是要注意保护脾胃、消食导滞，促进早日痊愈。

3. 防止滥用滋补药物 中医有“虚者补之”之说，但滋补药应用的对象是虚证儿童，不能随意甚至滥用中药滋补剂，否则使儿童阴阳失衡，伤及脏腑气机，适得其反。儿童生机旺盛，宜饮食调理，不能随便进补。

三、老年人用药

随着生活水平提高和社会稳定，人均寿命已大大提高。60 岁以上的老人占总人口的比例达到 10%以上，我国已有一些省市进入老龄社会。老年人的药品消费在整个药品销售中占有很大比重。由于老年人各系统器官结构和功能的改变，用药后的药物代谢动力学和药效学也有变化，因此，老年人尤须注意用药安全。

（一）老年人的主要疾病

现代医学研究表明，人进入老年期后，由于组织器官老化和生理功能减退，易患疾病和患病时的临床表现都与中青年人不同。老年人的疾病大致有以下5类。

1. 各年龄段都可发生的疾病，如感冒、胃炎、心律失常等；

2. 中年发病，延续到老年的疾病，如慢性支气管炎、慢性肾炎、类风湿性关节炎等；

3. 老年人易患的疾病，如癌症、糖尿病、高血压、高脂血症、冠心病、痛风等；

4. 老年期特有的疾病，如动脉硬化症、老年性白内障、老年痴呆等；

5. 极少数老年人还可能患儿童常见的传染病，如麻疹、水痘、猩红热等。

（二）老年人患病的特点

1. 多种疾病集于一身 人到老年，体质和抵抗力都降低，容易生病，再加上中青年时期一些延绵未愈之疾，可谓杂病丛生。一种情况是多系统同时患病，呼吸系统如慢性支气管炎、肺气肿等，消化系统如慢性胃炎、胃十二指肠溃疡、胆石症、胆囊炎等，心血管系统如高血压、冠心病等，内分泌系统如糖尿病等，泌尿系统如肾炎、肾结石等，多个系统同时存在多种疾病。另一种情况是同一系统或同一脏器发生多种疾病，如消化系统同时存在胃炎、胃十二指肠溃疡、胆囊炎、慢性肠炎等，给用药治疗增加了困难。

2. 起病隐蔽，症状多变　因老年人对致病因素的抵抗力和对环境的适应能力都有减弱而容易发病。同时老年人机体反应能力降低，对冷热、疼痛不敏感，故自觉症状常较轻微，临床表现往往不典型，容易延误就诊时机。例如老年人患肺炎可无高热寒战，且咳嗽轻微，白细胞不升高；患急性心肌梗死可感觉不到疼痛；泌尿系统感染时的尿频、尿急、尿痛等膀胱刺激症状不明显等，医生尚可能漏诊或误诊，自我药疗、自购 OTC 药品就更会误事，所以老年人患病以去医院诊治为上策。

3. 病情难控、并发症多、变化迅速　老年人由于组织器官功能减退，一旦发病，病情可迅速恶化，难以控制，如老年人心肌梗死起始时，仅感疲倦无力、出汗、胸闷，但可很快发生心力衰竭、休克、严重心律失常甚至突然死亡。老年人患病后容易发生并发症，如并发肺炎，肺炎在老年人的死亡原因中占35%；发生心、脑、肾、肺等多脏器衰竭；水和电解质紊乱、血管栓塞、褥疮等。

（三）老年期身体变化与药动学、药代学的特点

1. 吸收　老年人胃肠道肌肉纤维萎缩，胃排空时间延迟，胃酸分泌减少，小肠黏膜表面积减少，心输出量降低和胃肠动脉硬化而致胃肠血流减少，肠道上层细胞数目减少，有效吸收面积减少。这些胃肠道变化对于按被动扩散方式吸收的药物，如阿司匹林、对乙酰氨基酚等几乎没有影响，但对于按主动转运方式吸收的药物，如维生素 B_1、B_6、B_{12}、C，铁剂、钙剂等则吸收减少。

2. 分布　老年人心肌收缩力减弱，心血管灌注量减小；细胞内液、总体液减少，影响药物的分布。血浆蛋白量低，直接影响到药物与蛋白的结合，使游离药物浓度增加，药物作用增强。

3. 代谢　肝脏是药物代谢和解毒的主要器官。老

年人的肝脏重量比年轻时减轻15%，肝酶的合成减少、酶的活性降低，药物转化速度减慢，半衰期延长，药物作用的时间也延长；一些药物的首过效应能力降低，药物代谢、分解的能力减弱；肝细胞合成蛋白的能力降低，使血浆蛋白减少，导致药物与蛋白结合的量亦减少，而具有活性的游离型药物的浓度增加，药物效力增强。

4. 排泄 肾脏是药物排泄的主要器官。老年人的肾单位仅为年轻人的一半，肾脏组织的一系列变化，使肾血流量减少，肾小球、肾小管结构改变与功能降低，药物的排泄能力减弱，容易导致药物积蓄而中毒。

5. 老年人的药效学变化 老年人大脑重量减轻、脑血流量减少、高级神经功能亦衰退，所以对中枢神经系统药物，如抗精神病药、抗抑郁药、镇痛药、镇静催眠药等特别敏感。所以老年人出现精神紊乱，首先要排除中枢神经系统药物引起。由于老年人肝脏合成凝血因子的能力下降，维生素K缺乏，血管壁变性、弹性减少等原因，对抗凝血药的敏感性增高，对口服抗凝血药非常敏感，一般治疗剂量即可引起持久的血凝障碍，并有自发性内出血的危险。

（四）老年人的用药原则及应注意的几个问题

老年人除急症、器质性疾病外，很多不适可以通过调理生活来消除，应尽量少用药物。老年的用药原则是：用最少药物和最低剂量治疗疾患。

1. 尽量少用药　老年人常患多种疾病，长期用药和多药合用的情况比较普遍，因此老年人的药物应用不当或错误用药的情况也比较多，这是老年人药物不良反应率高的主要原因。老年人应尽量少用药，不得已多药合用时，最好能控制在3～4种。应避免预防性用药。

2. 合理选择药物　老年人用药应根据老年人生理特点选择药物。老年人应用抗生素的剂量一般不必调整，但需注意老年人体内水分少、肾功能差，容易造成高血药浓度和毒性反应。老年人普遍骨质疏松，在治疗关节疼痛、类风湿、肌炎时，尽量不用可的松类药物，以免发生骨折，特别是股骨颈骨折。此外，用解热镇痛药、利尿药等都要慎重。

3. 选择适当的剂量　一般说来，老年人用药应从小剂量开始，逐渐增加到合适的剂量。老年人药物的清除能力下降，为了避免药物积蓄中毒，每次剂量宜小，两次给药的间隔时间宜延长。

4. 适度的药物治疗　老年人常患有多种慢性疾病，而且药物消除能力较低，在治疗时要考虑各种慢性病之间的影响，及药物的毒性和副作用，防止这种病还没治好却激发了另外的病，例如老年人的高血压大多存在动脉粥样硬化，使用降压药降压时要适度，不必降到年轻人的血压水平，一般使血压降至135/85毫米汞柱左右即可，血压过低会影响到脑血管及冠状动脉的灌注，甚至诱发缺血性脑卒中。急性疾病在病情控制后应及时停药，不要长期用药。慢性疾病有时不一定用药使其完全痊愈，控制到一定程度就可以了。长期用药应定期检查肝肾功能，以便及时减量或停药。老年人如何掌握药物治疗的程度，应听取医生和药师的意见，特别是自我药疗时更应咨询医生和药师，避免盲目性。

四、妊娠和哺乳期妇女用药

妊娠和哺乳期妇女用药必须慎重，不仅要注意孕妇和乳母的用药安全，更要防止用药不当，危害到下一代的生命和健康。在这两个特殊的时期，最好不要盲目进行自我药疗，必须用药物治疗时，应去医院请医生诊治。

（一）妊娠期妇女用药

1. 药物对胚胎和胎儿的影响

（1）受孕3周　此时胚胎细胞尚未分化，如果用药不当，造成的后果是胚胎死亡，流产。

（2）受孕3周至3个月　这是胚胎器官和脏器的分化期，称为器官发生期，也是药物致畸的敏感期。胎儿的心脏、神经系统、呼吸系统、消化系统、四肢与骨骼、性腺及外阴等相继发育，在这个时期，胚胎如果接触到毒物、致畸药物，最容易发生先天性畸形。药物对胎儿的致畸作用既可表现为形态畸形，也可表现为功能异常。

（3）受孕3个月至足月　这一阶段是胎儿形成期，是胎儿发育的最后阶段，器官形成过程虽已大体完成，而中枢神经系统和生殖系统仍可能因有害药物致畸，有的致畸因素也还可能影响胎儿的生理功能和生长发育。

2. 妊娠期妇女用药的注意事项

（1）选用安全性高的药物　很多药物可通过胎盘

进入胚胎或胎儿，造成危害，这些药物对妊娠期的妇女是不适合，不安全的，妊娠期妇女应禁用。受孕后的头三个月最好避免用药。妊娠期用药应选择对母体和胎儿都安全的药物，用药的时间宜短不宜长，剂量宜小不宜大。正在临床验证的新药，因其致畸方面的作用尚未清楚，不要使用。一些疗效不是很肯定的药物不要用于孕妇。妊娠期对泻药、利尿药和刺激性较强的药物比较敏感，可能引起流产或早产，应谨慎使用。

（2）孕期避免使用可引起子宫收缩的药物，以免引起流产或早产。

（3）不要滥用抗菌药。孕期发生感染性疾病时最好作细菌学检查，根据分离的致病菌的药敏试验选择抗生素，这样有的放矢地治疗效果最好。致病菌不明确时，应权衡利弊，尤其是对胎儿的影响，根据临床诊断选择抗菌药物。

（二）哺乳期妇女用药

1. 乳汁是药物排泄途径之一。乳母用药后，虽然进入乳汁的药物量很少超过乳母摄入量的2%，故一般并不危害乳儿。然而少数药物易于在乳汁中排泄，乳汁中药物浓度较高，对乳儿可能造成危害，必须谨慎使用。血浆中的游离状态药物、弱碱性药物、分子量不大且在脂肪和水中都有一定溶解度的药物较易进入乳汁。与血浆蛋白结合紧密的药物、弱酸性的药物等不太容易进入乳汁。

2. 哺乳期妇女用药注意事项

（1）慎重用药　选乳母使用的药物应权衡对乳母和婴儿的危害和影响，可用可不用的药物，尽量不用。必须使用的，疗程不要过长，剂量也不要过大。用药后注意观察。

（2）适时哺乳　避免在乳母血药浓度高峰期间哺乳，应在乳母用药前，血药浓度较低时哺乳。避免使用长效药物，减少药物在乳儿体内积蓄的机会。

（3）人工喂养　如果因疾病的原因，无法选择对乳母和婴儿影响都不大的药物，即必须用某一种药物时，可考虑暂时停止哺乳改用人工喂养，避免给乳儿造成危害。待乳母停药，体内药物消除后再恢复哺乳。

五、驾驶员用药

许多药物服用后会出现不同程度的疲倦、嗜睡、困乏和精神不振、视物模糊、辨色困难、平衡能力下降等症状，影响人的反应能力，对驾驶员（包括驾驶飞机、车船，操作机械和机具，以及高空作业的人员）的危害很大，关系到他们的生命安全。常用的解热镇痛药、抗过敏药、镇静催眠药、抗感冒的复方制剂、抗病毒药、扩张血管药、治疗胃肠痉挛药等药物中的许多药物，驾驶员都要谨慎使用。

驾驶员用药应注意以下几点：

1. 开车前4小时慎用影响驾驶能力的药物，或者服用药物后休息6个小时再开车。

2. 去医院就诊或自行选购OTC药品时咨询药师，要说明自己是驾驶员，提醒医师开处方或药师推荐药品时慎重考虑，选择对驾驶能力无影响的药物。

3. 仔细阅读药品说明书，注意复方制剂中有无影响驾驶能力的成分，如果含有镇静催眠、抗过敏药等成分，服后令人昏昏欲睡、疲乏、产生幻觉，在开车前和开车过程中不要服用。

六、肝功能不全病人的用药

肝脏是体内进行解毒，药物转化、代谢的最重要器官，最容易遭受毒物或药物的攻击而损害肝脏的结构和功能。肝脏已损害，肝功能不全的病人尤其要谨慎，防止发生药源性肝损害，进一步加重病情。

肝脏疾病使肝脏的蛋白合成功能降低，血中蛋白浓度下降使药物的蛋白结合率下降，不仅影响药物的转运和分布，而且因血中结合型药物减少，游离型药物增加，使药物的作用加强，特别是一些蛋白结合率高的药物，这种影响更为显著。具有活性的游离型药物浓度增加也使药物的不良反应增加。肝脏有疾病时，肝细胞数量减少，功能受损，肝细胞内许多药物酶的数量减少、活性降低，药物的首过效应降低。更重要的是一方面使主要在肝脏代谢清除的药物的代谢速度和程度降低而使血药浓度增高，不良反应发生率增高，长期用药还可能引起药物中毒；另一方面，一些需要在肝脏代谢后才具有药理活性的药物则由于肝脏的代谢转化功能减弱，使得这些药物的活性代谢产物减少而导致疗效降低。由于肝脏疾患所导致的这种药物作用的增强、减弱情况，应请医生调整剂量。

肝功能不全的病人的用药原则：

1. 明确诊断，必须用药时要合理选药，尽量少而精；

2. 避免或减少使用对肝脏毒性大的药物；

3. 肝功能不全而肾功能正常的病人，应尽可能选用肝毒性小而且主要从肾脏排泄的药物；

4. 注意药物的相互作用，避免合用肝毒性大的药物或合用后产生肝毒性的药物；

5. 初始用药时宜小剂量，长期用药应定期检查肝功能，作为减量或停药的指示。

七、肾功能不全病人的用药

肾脏是人体重要脏器，具有很多生理功能：排泄功能，即通过尿液的生成与排泄，排除机体的代谢产物、药物和毒物；调节功能，即调节体液渗透压、体液量和电解质浓度，维持酸碱平衡和血压；内分泌功能，即分泌肾素参与血压调节，合成促红细胞生成素，改善贫血；转化功能，即生成活性维生素 D_3，调节钙磷代谢等。肾脏是药物代谢的重要器官，更是药物排泄的主要器官。肾功能不全的病人，药物的吸收、分布、代谢、排泄和对药物的敏感性都可发生改变。

肾功能受损时，肾单位数量减少，维生素 D_3 二次羟化不足，导致肠道钙吸收减少。慢性尿毒病症人常伴有胃肠功能紊乱，影响药物吸收。肾功能不全可改变血中药物和蛋白的结合率及药物分布容积，最终改变血中的药物浓度和清除速度。肾脏中的多种药物代谢酶在肾功能受损时发生变化，使药物的生物转化、代谢等发生障碍。肾功能不全时，肾血流量减少，肾小球滤过减少，肾小管分泌也减少，而且重吸收也发生改变，导致尿量减少，尿液酸碱度变化，使药物经肾排泄减少，药物在体内积蓄，作用加强，甚至产生毒性反应。

肾功能不全病人用药原则：

1. 明确疾病诊断和治疗目标，合理选药和坚持少而精的用药原则；

2. 忌用有肾毒性的药物；

3. 注意药物的相互作用，避免产生新的肾损害，同时应用多种药物要警惕药物间的代谢产物造成新的肾损害；

4. 定期检查肾功能，严密观察病情变化、肾功能变化和药物不良反应，及时更换药物、调整剂量或调整给药间隔时间，避免肾毒性药物给肾功能已有损害的病人造成新的药源性肾损害，进一步加重病情。

八、中西药联用的问题

现在，多药联用已成为人们的一种用药习惯。中西药联用是多药联用中最主要的一种。从1569年葡萄牙人在澳门开办第一所西医教会医院算起，西方医药传入我国已有400多年的历史了。外来的西医西药与已有数千年历史的本土中医中药逐渐沟通、渗透，临床上也不断尝试运用中药和西药联合治疗疾病，渐渐地形成了中西医结合学派。中西药联用不断总结、丰富和发展，已广泛应用到临床各科疾病，说明在很多情况下中西药联用比单独用西药或中药有优势。中医药和西医药来自两种不同的理论体系，就药物而言，西药大都成分单一、针对性强、药效迅速、疗效确切；中药成分很多而且复杂，大都疗效较慢但较为持久，具有多环节、多层次、多效能地从整体上调节机体的功能。中药和西药各有所长，亦各有所短，两者合理地联合使用，可以收到标本兼治、增强疗效、减轻毒副作用的效果。不合理地联合使用则适得其反，可以影响中西药物的疗效，甚至产生毒副作用，不得不防。

中药和西药联用还有待深入研究和总结，才能形成较为完善的体系。概括起来，可有以下一些情况：中西药联用后形成难溶物，影响药物吸收而降低疗效；改变体内酸碱环境，如血液和尿液的酸碱度，可导致疗效降低甚至失效，或影响药物通过肾脏的排泄；有的中西药联用改变体内的酶活性，影响药物的代谢，可造成疗效的增强或减弱，甚至造成中毒；有的则破坏药物成分，产生毒性物质或产生拮抗而降低疗效；有的中西药疗效相同或相似，联用后疗效累加，可能造成损害等。来自临床，有许多中西药联用有增强或延长原有疗效的实例；也有许多中西药联用减轻了西药如激素、化疗药物毒副作用的报告，即所谓的减毒作用；也有许多中西药联用发生疗效降低或产生毒副作用的例证，被列为中西药联用的禁忌。这些有益的联用和禁忌的联用，都还需深入的研究，但可作为安全用药的参考，消费者选购中西药时可咨询医生或药师，合理联用，趋利避害。

第四章 合理使用非处方药

随着医疗卫生改革的推进、药品分类管理的实施，人民群众医疗保健和药品消费模式发生了很大的变化。过去，看病吃药都去医院，在专业医药人员全程监护下，实现医疗和药品消费。现在，大量的 OTC 药品在药店出售，群众没有专业医药人员监督指导，即可自由选购 OTC 药品，实施自我药疗。省时、省力、省钱，在方便实惠的同时，我们也应注意药物不良反应和药物相互作用不良反应的发生机会可能增加。因此，普及医药卫生知识，合理、安全地使用 OTC 药物，成为维护人民群众健康的一项重要任务。

一、正确选购 OTC 药物

（一）知病知症

知病知症即自我诊断，这是选购非处方药的前提。自觉不适的发生时间、目前状况、症状发展趋势、可能的诱发因素、过去有无此类情况、治疗经过等都可帮助自我判断。对病症的自我诊断，多数人可能有困难，平时多学习医药知识，此时便可派上用场。本书第五章选择了常见的 10 多种病症，进行患病症状用药等方面知识的介绍，可供参考。也可咨询医生，诊断明确后再去选购 OTC 药品。

（二）一问二看三比较

一问：咨询药店的医生或药师，听取他们对疾病的诊断及选购 OTC 药品的建议。二看：看样品，看盒上的适应症或功能主治是否与自己病症相符。三比较：同一药品可能有多个生产厂家、多种剂型，各剂型又可能有多种规格等。通过比较，选择满意的剂型规格和满意的生产厂家。一般倾向于知名企业（厂家）或知名度高的品牌。

（三）读懂说明书

药品使用说明书是购药和正确使用药物的指示。购买药品前应做到八读懂：1. 读懂适应症或功能主治，确认选药正确；2. 读懂用法用量，计算疗程用药量以确定购买量；3. 读懂不良反应，知道该药的安全性高低，并且在服用后注意观察是否发生不良反应；4. 读懂禁忌：确认自己是否符合使用人群，自己能不能使用这种药品；5. 读懂注意事项：明确自己是否属于慎用者以及服用该药后应该注意的问题；6. 读懂药物相互作用：看看该药与自己正在使用的或准备同时使用的其他药物的相互作用，能否合并使用，合并使用对疗效的影响；7. 读懂批号和有效期：明白该药何时生产、何时过期，购药后在有效期内使用；8. 看该产品的批准文号，结合生产企业和联系方式，判断是否为合法生产，如果发现产品有质量问题或服后有严重反应，可以与厂方联系。

二、正确使用 OTC 药物

（一）确认对症下药

使用前再次阅读该药品说明书，再次确认自身所患疾病与该药的适应症、功能主治相一致，确认后对症下药。

（二）严格按说明书指示的用法用量服用

不能随意加大服用剂量和缩短给药间隔。一般一日 3 次，并不是指一日三餐时服用，而是把一日 24 小时分为三份，即 8 小时一次。饭前服还是饭后服或空腹服、整片整粒吞服还是嚼碎服等，都必须按说明书指示进行。

（三）疗程

按说明书指示，如规定有疗程则照疗程执行，不得随意延长疗程。

国家规定了 OTC 药物使用天数（疗程）：

1. 解热镇药　①用于解热　3天;②用于镇痛　5天

2. 镇静助眠药不超过　1 周

3. 抗酸药　1 周

4. 胃肠解痉药　1 天

5. 抗感冒药　5～7 天

6. 镇咳祛痰药　1 周

（四）服药后观察药物反应

观察疗效高低，症状改善快慢，观察是否出现不良反应。如果发生严重不良反应，应立即向购买该药的药店或医院，或当地药监局，或该药品生产厂家反映。

（五）服药后保留好药品包装

包装盒上有生产日期、生产批号和有效期。若发现产品有质量问题，导致严重不良反应，立即可按批号追溯该批产品的生产全过程。

（六）熟记 OTC 药品顺口溜

为方便记忆，笔者将正确使用 OTC 药品要点写了一首顺口溜，录于下：

药品分类管理好，小病不往医院跑。
防病治病多学习，医药知识普及到。
自我诊断自选药，读懂说明最重要。
同类药品品种多，一问二看三比较。
功能主治适应症，疾病症状两对照。
用法用量不能错，禁忌慎用要记牢。
不良反应要关注，注意事项要遵照。
知名品牌大厂家，留好包装和批号。
服后不适早停药，严重反应要报告。
防止药害警钟鸣，安全用药少烦恼。

第五章 常见病症的非处方药治疗

发 热

一、概述

正常人体温度在37℃左右。身体不同部位温度不同：肛温37.5℃，口温37℃，腋温36.5℃。一天之中，凌晨体温最低，下午最高，但昼夜体温差不超过1℃。不同年龄和性别的人体温略有差异。体温还受到进食、运动、情绪等因素的影响。人体不停地物质代谢、不断地产热产能，又通过汗腺、皮肤、血管等把热能散发到外界。体温受体温中枢调控，使人体的产热和散热平衡，故体温保持恒定。

二、发热的 OTC 药物治疗

发热应用解热镇痛药治疗。这一类药具有解热和镇痛功效，大多具有抗炎、抗风湿的作用。由于发热是人体的一种防御机制，发热时体内发生一系列的变化，有利于炎症的修复，但发热消耗体力、病人浑身不适，高热损害机体和引起并发症，弊大于利，所以发热应作必要的治疗，合理地应用解热镇痛药。

解热镇痛药的退热作用并不是抑制产热过程，而是加强散热过程的结果。主要是抑制前列腺素的合成和释放，扩张周围血管，增大血流量而致出汗带走热量，降低体温。解热镇痛药的退热作用仅仅是对症治疗而不能解除引起发热的原因。因此，在应用解热镇痛药治疗发热的同时需针对引起发热的原因进行治疗，标本同治，才能使机体康复。值得提醒的是，高热和持续不退的低热，往往是严重疾病的信号，因使用解热镇痛药改变了体温，可能掩盖病情，影响疾病的诊断。

疼痛也是一种人们经常发生的症状，发热往往与疼痛相伴随，感冒是最有代表性的疾病，应用解热镇痛药最为合适。解热镇痛药也可用于缓解轻度和中度疼痛，如头痛、关节痛、偏头痛、牙痛、肌肉痛、神经痛和痛经。但对创伤性剧痛和平滑肌痉挛的绞痛则无效。

国家药监局药品安全监管司组织编写的《处方药与非处方药分类管理手册》中的“非处方药化学药品品种目录”中收录的解热镇痛药达近百种，可见其应用非常广泛。这些品种的主要成分，大都是对乙酰氨基酚、阿司匹林、布洛芬、贝洛酯和双氯芬酸等。下面扼要介绍这五种解热镇痛药的活性成分。

（一）对乙酰氨基酚（扑热息痛）

能抑制前列腺素的合成，具有解热镇痛作用。口服吸收迅速而安全，在服药后 0.5～2 小时血药浓度达峰值，作用维持 3～4 小时。绝大部分在肝脏代谢，与葡萄糖醛酸结合从肾脏排泄。解热作用较强，镇痛作用较弱但作用缓和而持久。对胃肠道刺激小，对凝血机制无影响，正常剂量下对肝脏无损害，是较为安全有效的解热镇痛药。适合老人和儿童以及对阿司匹林过敏的患者服用。

（二）阿司匹林

服用后吸收迅速而完全，能在体内迅速分解为游离型水杨酸，并分布到全身组织。解热镇痛作用较强，作用于下丘脑体温中枢，引起外周血管扩张，皮肤血流量增加，出汗，使散热增强而起到解热作用，能降低发热者的体温，对正常体温则几乎没有影响；有明显的镇痛作用，对慢性疼痛效果较好，对锐痛或刺痛无效；抗类风湿作用也较强，急性风湿热用药后24～48小时即可退热，关节红肿疼痛症状明显减轻。本品主要在肝脏代谢，由肾脏排泄。

（三）布洛芬

口服后吸收迅速，1～2小时血药浓度达高峰，半衰期2小时，老年人为2.4小时。可缓慢透过关节滑膜腔，当血药浓度降低后，关节腔内仍能保持较高浓度。是目前临床治疗炎性关节疾病的首选。本品能抑制前列腺素合成和抑制体内炎症刺激物质的释放，具有较强的抗炎、抗风湿和解热镇痛作用。其镇痛作用较强，比阿司匹林高16～23倍；抗炎作用较弱；退热作用与阿司匹林相似，但作用持久。它的胃肠道不良反应较轻，是此类药物中胃肠刺激性最低的，易于耐受。容易透过胎盘和进入乳汁中。主要在肝脏代谢，经肾脏排泄，少部分经粪便排出。

感冒与流感

一、概述

中医认为感冒是人体感受触冒风邪而发病，故称为感冒。感冒一年四季都可发生，尤其是气温多变的冬春季节发病率高。感冒是多种病毒感染上呼吸道引起的，故又称为上呼吸道感染（上感）。鼻病毒常引起“鼻感冒”，腺病毒常引起“夏感冒”，埃可病毒和柯萨奇病毒常引起“胃肠型感冒”。感冒有两种传播途径：一是直接接触传染，另一种是病人咳嗽打喷嚏的飞沫引起传染。感冒的易感人群为儿童、老年人、体虚、疲劳和生活规律紊乱的人。体虚的人在气候突变、冷热失常、起居不当、过度疲劳时极易感冒。

由流感病毒引起的急性呼吸道传染病称为流行性感冒（流感），病毒通过飞沫传播，传染性强、传播迅速，极易造成大流行，在短短的时间内可使很多人感染，危害很大。流感潜伏期为数小时到 4 天，流感并发症较多，如肺炎、心肌炎、心肌梗死等，世界上已有过多次死亡率很高的流感大流行。

流感病毒的株、型很多，而且极易发生变异。曾经发生的禽流感，和曾在全球蔓延，有流行趋势的甲型 H_1N_1 病毒是人畜共患的新型流感病毒，对世界各国都造成很大的威胁。这种病毒是动物流感病毒和人类流感病毒重组后的病毒。在甲型 H_1N_1 流感疫情蔓延的 2009 年，世界卫生组织总干事陈冯富珍曾宣布把甲型 H_1N_1 流感警戒级别升至最高级别，这表明世界卫生组织认为甲型 H_1N_1 是 21 世纪第一个全球性大疫情。

二、感冒与流感的症状

（一）感冒

感冒初期局部症状明显，常有流鼻涕、流泪、打喷嚏、鼻塞、咽喉肿痛、咳嗽、声音嘶哑等，继而出现全身症状，如全身不适、困倦乏力、食欲不振、畏寒发热、头痛身痛、腹胀便秘等，小儿则可能出现高热、呕吐、腹泻、烦躁不安等。普通感冒多为病毒感染，大都具自限性，7 天左右即可痊愈。血常规检查白细胞总数一般偏低。普通感冒一般不会大流行，并发症也少见。若病程过长，症状 1～2 周尚未缓解，甚至症状加剧，表明鼻窦、气管、支气管或肺部已受到继发细菌感染，白细胞总数和中性白细胞增高，此时应去医院请医生诊治，选用抗生素进行抗感染治疗。

（二）流感

发病急骤，局部和全身症状较重，这说明流感病毒的传染性和毒力很强。无并发症时，流感的局部症状和全身症状与普通感冒相同，只是更重一些。流感的并发症较多，体弱者、年老者和儿童并发肺炎较多，可有持续高烧、咳嗽、呼吸困难、发绀、咯血等，肺部有湿啰音，胸部 X 片或 CT 检查可见肺部炎症表现。流感患者还常有恶心、呕吐、腹痛腹泻等消化系统症状。有的高热不退出现头痛、谵妄甚至抽搐、昏迷等神经系统症状。有的并发心肌炎、心肌梗死等。这些严重的并发症，自行选购 OTC 药物是不能满足治疗需要的，必须去医院诊治。

三、感冒与流感的 OTC 药物治疗

（一）OTC 化学药品治疗

因为病毒是一类寄生在机体细胞中的没有细胞结构和酶系统的致病颗粒，抗生素对它们无效，只能靠自身的免疫防卫系统等来对付它们。医药界正在不懈地研发特效的抗病毒药物和治疗方法。一些中药有抗病毒作用，值得重视。

目前治疗感冒、流感的化学药品都是对症治疗，但因症状复杂多样，单独一种药物不能解决全部问题，所以组成了许多复方。常用的有五大类。

1. 解热镇痛药：如阿司匹林、对乙酰氨基酚、双氯芬酸、布洛芬等，用以退热和缓解头痛、关节痛、身痛症状。

2. 鼻黏膜血管收缩药：如伪麻黄碱，减轻鼻窦、鼻腔黏膜血管充血，解除鼻塞症状。

3. 抗组胺药：如氯苯那敏、苯海拉明等，使呼吸道分泌物干燥和变稠，减少喷嚏和流涕。

4. 中枢兴奋剂：某些复方制剂中含有咖啡因，一是加强解热镇痛药的效果，二是缓解抗组胺药的嗜睡作用。

5. 抗病毒药：如金刚烷胺、吗啉胍，可抑制病毒合成核糖核酸和蛋白质。

常用治疗感冒和流感的 OTC 化学药制剂品种如下：

氨酚咖黄烷胺片、氯酚麻美糖浆、氨酚美伪滴剂、氨酚美伪麻片、苯酚伪麻片、氨酚伪麻胶囊、氨酚伪麻咀嚼片、氨酚伪麻颗粒剂、氨酚伪麻那敏咀嚼片、氨酚伪麻那敏泡腾颗粒、氨酚伪麻那敏片、氨酚伪麻那敏溶液、氨咖黄敏颗粒、氨咖黄敏胶囊、氨咖黄敏片、布洛伪麻分散片、布洛伪麻胶囊、布洛伪麻颗粒剂、二羟丙茶碱片、酚咖麻敏胶囊、酚咖片、酚麻美敏胶囊、酚麻美敏片、酚麻美敏软胶囊、酚美愈伪麻口服液、酚明伪麻片、复方氨酚那敏颗粒、复方氨酚葡锌片、复方氨酚烷胺片、复方北豆根氨酚那敏片、复方贝母氯化铵片、复方甘草氯化铵糖浆、复方甘草麻黄碱片、复方甘草浙贝氯化铵片、复方桔梗麻黄碱糖浆、复方麻黄碱糖浆、复方枇杷氯化铵糖浆、复方忍冬藤阿司匹林片、复方银翘氨敏胶囊、复方愈创木酚磺酸钾口服溶液、甘草酸铵氯丙那林含片、枸橼酸喷托维林片、咖酚伪麻片、科达琳、柳酚咖敏片、氯化铵片、美尔伪麻溶液、美酚伪麻片、美息伪麻片、美愈伪麻胶囊、美愈伪麻颗粒、那可丁片、那可丁糖浆、氢溴酸右美沙芬分散片、氢溴酸右美沙芬缓释片、氢溴酸右美沙芬胶囊、氢溴酸右美沙芬咀嚼片、氢溴酸右美沙芬颗粒、氢溴酸右美沙芬口服液、氢溴酸右美沙芬糖浆、双芬伪麻胶囊、双芬伪麻片、双扑口服液、双扑伪麻分散片、双扑伪麻胶囊、双扑伪麻颗粒、双扑伪麻口服溶液、双扑伪麻片、羧甲基半胱氨酸泡腾散、伪麻那敏胶囊、伪麻那敏片、小儿氨酚黄那敏颗粒、小儿氨酚那敏片、小儿氨酚匹林片、小儿氨酚烷胺颗粒、小儿复方氨酚烷胺片、盐酸美司坦片、盐酸溴己新片、右美沙芬缓释混悬液、右美沙芬愈创甘油醚糖浆、愈创甘油醚颗粒、愈创甘油醚片、愈创甘油醚糖浆、愈创维林那敏片、愈酚喷托异丙嗪颗粒、愈酚维林片、愈酚伪麻颗粒、愈酚伪麻片、愈美颗粒剂、愈美片。

（二）OTC中成药治疗

中成药是依据中医药理论，辨证论治，用传统或现代工艺制成各种剂型，方便携带和服用的成品药。感冒是因人体受到风邪侵犯而发病。风为六淫之首，善行数变，兼挟四时之气为患，一般以风寒、风热两类为多见，挟暑挟湿，兼燥兼虚。因风性轻扬上浮，所以引起一系列病变，体弱年迈者或儿童、起居失常者，由于肺卫之气不固，腠理疏松，最易被风邪所袭，正是“邪之所凑，其气必虚”。

感冒初起，鼻塞、喷嚏、流涕，或头痛、恶风、发热；继则咽痒喉痛、咳嗽多痰、恶寒发热，全身酸重疼痛等。由于患者卫气有强弱、感邪有轻重、受病有浅深、脏腑有偏盛偏衰、症状有微有盛、病变亦有兼夹，因此，必须辨证求因、审因论治。感冒总的治疗法则是以疏表宣肺为主，随症施治。风寒感冒，以辛温解表为主；风热感冒，以辛凉解表为主；挟暑者解表祛暑，挟湿者疏风祛湿，兼燥者疏风润燥，兼虚者扶正祛邪。正因为如此，产生了众多的中药方剂和相应品种繁多的治疗感冒的中成药。

风寒感冒和风热感冒是两种主要的感冒症候。两者所表现的病状不同，治疗法则不一样，选用的药物也不相同。

1. 风寒感冒　致病因素是风、寒。表现的症状为发热轻，恶寒重，无汗，头痛，鼻塞，流清涕，咽痒咳嗽。治疗法则是辛温解表，发散风寒。选用麻黄、桂枝、防风、羌活、白芷、藁本、荆芥、辛夷、葱白、生姜等辛温解表药，配清热解毒的金银花、连翘、紫花地丁、板蓝根、大青叶、鱼腥草、穿心莲等，化痰止咳平喘的半夏、桔梗、前胡、贝母、瓜蒌、竹茹、杏仁、百部、紫菀、款冬花、桑白皮、枇杷叶等，以及理气、温里类药组方而成。

风寒感冒药举例：感冒清热颗粒，《中华人民共和国药典》2000 年版一部第 616 页收载。处方：荆芥穗、薄荷、防风、柴胡、紫苏叶、葛根、桔梗、苦杏仁、白芷、苦地丁、芦根。功能与主治：疏风散寒，解表清热。用于风寒感冒，头痛发热，恶寒身痛，鼻流清涕，咳嗽咽干。规格有三种：每袋分别为 12 克、6 克（无糖型）、3 克（乳糖型）。用法用量：开水冲服，一次 1 袋，一日 2 次。

治疗风寒感冒的 OTC 中成药：发汗解热丸、感冒疏风片、感冒解表丸、藿香正气水、加味藿香正气丸、姜枣祛寒颗粒、感冒解痛散、杏苏合剂、搜风理肺丸、伤风停胶囊、四正丸等。

2. 风热感冒　致病因子是风、热。表现的症状为发热重，恶寒轻，有汗，口渴，鼻流浊涕，咽喉肿痛，咳嗽吐黄痰。治疗法则是辛凉解表、清热解毒、疏风散热。选用辛凉解表的柴胡、升麻、葛根、薄荷、牛蒡子、蝉蜕、桑叶、菊花、野菊花、蔓荆子等，也配清热解毒药、化痰止咳平喘药以及理气、清热泻火、消食类药等组方而成。

风热感冒药举例：银翘解毒片，《中华人民共和国药典》2000 年版一部第 581 页收载。处方：金银花、连翘、薄荷、荆芥、淡豆豉、牛蒡子、桔梗、淡竹叶、甘草。功能与主治：辛凉解表，清热解毒。用于风热感冒，发热头痛，咳嗽，口干，咽喉疼痛。用法用量：口服，一次 4 片，一日 2～3 次。除片剂外还有多种剂型和规格。

治疗风热感冒的中成药在治疗感冒的中成药品种中数量最多。例如疏风散热胶囊、桑菊银翘散、夏桑菊颗粒、散风透热颗粒、热炎宁片、抗感冒颗粒、消炎退热颗粒、感冒舒颗粒、感冒咳嗽颗粒、贯黄感冒颗粒、复方野菊感冒颗粒等。

（三）中西药配伍治疗

中西药配伍应用始于中西医结合的鼻祖——清代名医张锡纯，他在治疗感冒时，于药罐中加入阿司匹林，以增强发汗和解热镇痛效果，由此开了中西药配伍的先河。现在我国治疗感冒的OTC中成药中也有中西药合璧的品种。如维C银翘片中，每片含维生素C 49.5毫克、对乙酰氨基酚105毫克；苍莲感冒片中，每片含对乙酰氨基酚80毫克；强力感冒片中也含有乙酰氨基酚。加入维生素C和对乙酰氨基酚的目的显然是为了增强药物的抗病毒和解热镇痛的作用。

四、感冒用药注意事项

（一）仔细读懂药品说明书

弄清功能与主治、用法用量、不良反应、禁忌和注意事项，对症选药、下药，严格遵照说明书指示应用。

（二）注意颗粒品种是否含蔗糖

糖尿病患者不宜使用含糖品种，可选无糖型的品种。

（三）注意品种配伍是否重复

有的品种与对乙酰氨基酚配伍，不能同时再服用含这一成分的解热镇痛药。购买和服用这些品种时，更要特别注意，千万不能重复服用，以免造成药害。

头 痛

一、概述

头痛是人们常遇到的一种症状，是人体受到某些刺激后的一种保护性反应。感冒是最常见的原因之一。感染性发热、脑膜炎、鼻窦炎、高血压、脑血管供血不足、动脉硬化、脑血管意外（卒中）等严重疾患以及青光眼等都有头痛的症状，所以对头痛不能掉以轻心。头痛可分为轻、中、重度，常引起一些生理功能紊乱，如焦虑、失眠、头晕、呕吐、恶心等。

二、头痛的 OTC 药物治疗

（一）OTC 化学药治疗

头痛可首选对乙酰氨基酚；常用布洛芬、阿司匹林；长期精神紧张者的头痛可合并应用谷维素和维生素 B_1。对乙酰氨基酚、布洛芬、阿司匹林制成的各种剂型的OTC品种、规格见解热镇痛药和常用治疗感冒和流感的OTC化学药制剂。购买和使用前应仔细阅读它们的说明书并按照其指示选购和应用。

（二）OTC中成药治疗

由于感冒是引起头痛的最常见的原因，很多抗感冒的中成药都有止痛的作用，治疗感冒的同时头痛也得到了缓解。具体品种见下面介绍。

三、头痛用药注意事项

1. 引起头痛的原因很多，除了感冒引起的头痛之外，头痛也是很多疾病的前驱症状和某些严重疾病的信号。因此，首先应明确引发头痛的原因，治疗相应的疾病。在自己不能明确诊断时，应去医院请医生诊断，不宜轻率地选用镇痛药，以免掩盖症状，延误病情。

2. 对乙酰氨基酚、阿司匹林和布洛芬都是通过对环氧酶的抑制而减少前列腺素的合成，降低机体对疼痛的敏感性而具有轻到中等程度的镇痛作用，而对创伤引起的剧烈疼痛和内脏平滑肌痉挛引起的绞痛基本没有效果，因而后者不属于它们的应用范围。

3. 解热镇痛药仅仅是对症治疗，缓解疼痛而不能解除致痛的病因，也不能阻止疾病的发展和预防并发症，故不应长期服用。用解热镇痛药治疗头痛，不应超过 5 天，用后如果症状没能缓解，或继续发热，伴有嗜睡、血压或眼压升高、手脚冰凉、神志不清等症状时，应速去医院诊治。

4. 解热镇痛药宜在饭后或就餐时服用，以避免药物对胃肠道的刺激。服药期间不能饮酒和含酒精的饮料。

5. 解热镇痛药的复方制剂品种中，有的含有扑尔敏等成分，驾驶员、高空作业人员等操作机器人员禁忌。布洛芬对胃肠道刺激小，不良反应发生率低，耐受性好，但心功能不全和肾功能不全的头痛患者应慎用布洛芬及其复方制剂。

6. 头痛患者应保证充足睡眠，多喝水，补充蛋白质和电解质，戒烟酒、忌食巧克力。饮食清淡，保持情绪平稳乐观，劳逸适当，可缓解和预防头痛。长期伏案、脑力劳动强度大的人应注意锻炼身体，放松肩、颈部的肌肉群，对预防头痛有好处。

咳 嗽

一、概述

咳嗽是人体呼吸道的一种保护性反射。当呼吸道（口腔、咽喉、气管、支气管）受到炎症、烟雾、尘埃、异物的刺激后，会发生强有力的吸气反射，声门关闭，产生很高的肺内压力，而后声门突然开放，肋间肌和膈肌迅速收缩，使肺内气体从呼吸道高速冲出，同时将呼吸道黏膜上附着的分泌物或异物排出，形成咳嗽或咳痰。人体通过咳嗽和咳痰，保持呼吸道的清洁和通畅，这是正常人都有的一种保护性反射动作。一般说来，不频繁的轻度咳嗽，无需药物治疗，只要排出异物或痰液后，咳嗽就能缓解。但有时咳嗽是由于呼吸道的疾病引发，痰液较多或无痰、少痰的剧烈咳嗽，使患者消耗体能、影响睡眠，因此就有必要治疗了。在治疗呼吸道疾病的同时，应用祛痰止咳药或镇咳药以缓解咳嗽。

二、引起咳嗽的常见病

1. 感冒 感冒时，上呼吸道可因病毒、细菌或其他感染而致咽喉、支气管等发炎、充血、水肿、分泌物增多而咳嗽，属急性咳嗽。在没有并发症时，随着感染控制，咳嗽可在数日后缓解或消失。

2. 慢性支气管炎、哮喘性支气管炎 平时有慢性咳嗽和咳痰，急性发作时咳嗽加剧伴有喘息、连续性咳嗽、呼吸困难、胸闷等，咳出白色、淡黄色或黄色的大量泡沫痰或稠痰。

3. 肺炎 发病急骤，伴高热、寒战、胸痛，典型的大叶性肺炎患者咳铁锈色痰。

4. 百日咳 多发生于儿童，阵发性剧烈的痉挛性咳嗽，咳嗽末尾吸气时伴有鸡鸣样吼声。

5. 肺结核 各型肺结核均可出现低热或高烧，伴有轻咳、盗汗、消瘦、胸痛等，病人咳黄绿色痰。

三、咳嗽的 OTC 药物治疗

（一）OTC 化学药治疗

化学药品非处方药目录收录有末梢性镇咳药苯丙哌啉、右美沙芬和喷托维林等中枢性镇咳药以及一些稀释痰液使之利于咳出的祛痰止咳药物。中成药非处方药目录中收录了许多感冒止咳药和祛痰止咳药。

1. 苯丙哌啉　为非麻醉性强效镇咳药，起效迅速，可于白天服用。必须整片吞服，不可嚼碎或掰碎服用。

2. 右美沙芬　镇咳作用显著，吸收迅速，服后 10～30 分钟起效，有效作用时间 5～6 小时，成人 1 次 10～20 毫克。因可引起嗜睡，故可夜间服用，驾驶员、高空作业等操作机器的人员慎用。妊娠期妇女、高血压患者和有精神病史患者禁用。不得掰碎服用。感冒伴随咳嗽可选用右美沙芬复方制剂，如双酚伪麻、酚麻美敏、美酚伪麻、伪麻美沙芬、美息伪麻等各种剂型的制剂。这些制剂对儿童不安全，故不能用于儿童。

（二）中医药治疗

中医认为气逆为咳，痰动为嗽，所以有声无痰，称为咳，有痰无声，称为嗽，声痰俱有称为咳嗽。外感咳嗽可由风、寒、燥、热等邪气所致，但邪之所凑，其气必虚，邪气是乘人体之虚而从鼻或皮毛而入，使肺气失于肃降，卫气不得宣达，气化之宣降引起咳嗽。外感咳嗽，起病较急，病程较短，咳嗽剧烈伴恶寒发热，头痛鼻塞，表症、实症居多。内伤咳嗽为实症，系由痰湿，郁火所致，脾失运化，湿为痰，痰湿上阻于肺，肺失清肃而为咳嗽；肾虚咳嗽系由劳损伤精，或元阳不足所致。内伤咳嗽起病较缓，病程较长，逐渐加重，反复发作。不论是外感还是内伤的咳嗽，都是由肺脏病变而成。在治法上，外感咳嗽以宣肺祛邪为主，初期以祛邪为主，佐以止咳祛痰，中期以止咳化痰为主，佐以和解之剂，末期以保肺为主，佐以止嗽之品。内伤咳嗽，以肺为标，病因为本，先标后本，或标本兼顾，随其虚而调治，以达到扶正祛邪的目的。中成药的方剂，考虑到功能主治，在组方时都依据中医药理论，考虑到功能主治。生产成制剂上市后，编写有使用说明，患者可以对照自己的病症表现，选择适宜品种。与感冒对应，咳嗽亦有风寒、风热，治疗感冒的中成药有的也有祛痰止咳功能，可以对症选用。外感咳嗽患者，可以在常用治疗感冒和流感的OTC中成药品种中，进行比较和选择。

四、咳嗽用药注意事项

（一）无痰干咳可单用镇咳药

咳嗽而有痰，必须以祛痰为主，适当配合镇咳药，以利排出痰液达到止咳目的。

（二）持续咳嗽、伴其他症状咳嗽需立即就诊

持续1周以上的咳嗽、哮喘，或肺气肿的持续咳嗽，或伴有发热、皮疹的咳嗽，应及时就诊。连续服用1周镇咳药而症状没有缓解的，应立即就诊。

（三）支气管哮喘患者咳嗽应联合应用平喘药以缓解支气管痉挛，同时用祛痰、止咳药

（四）严格遵照各品种说明书指示

尤其要了解药物的禁用、慎用人群和注意事项。

哮 喘

一、概述

哮喘是支气管哮喘的简称，是支气管平滑肌痉挛和支气管黏膜炎症引起的黏膜水肿和分泌物增加而发生小气道阻塞，致使空气进出困难的疾病。各年龄段都可发病，对儿童危害很大。哮喘不仅是我国人民群众的一种常见病，也是一种全球范围的常见病，许多人反复发作久治不愈而成为终身痼疾。哮喘发病与速发型变态反应有关，有多种炎症细胞参与病变。

二、哮喘的临床表现与原因

有的哮喘患者属过敏体质，有的有过敏史。哮喘呈反复发作，急性发作常有诱发因素，如感冒、受凉、食用鱼虾蟹或其他易致敏食物，接触动物的皮毛、烟雾，吸入燃煤产生的二氧化硫、尘埃等，有的也可对某些抗生素、磺胺药、解热镇痛药等过敏而诱发。

哮喘患者因呼吸道黏膜水肿，支气管平滑肌痉挛，气道阻塞，空气进出受阻，痰液积滞，表现为呼吸困难、胸闷、咳嗽、喘息，常伴随喘鸣声。

三、哮喘的 OTC 药物治疗

（一）OTC 化学药品治疗

1. 盐酸氯丙那林片：口服吸收良好，服后 15～30 分钟生效，2～3 小时达最大效应，血中有效浓度可维持 6 小时。成人 1 次 10 毫克，1 日 3 次。该药在 OTC 中只推荐服用片剂，剂量也有限制。该品种有明显的舒张支气管作用。心脏病、甲状腺功能亢进、原发性高血压、前列腺肥大等疾病患者慎用。使用前应仔细阅读说明书。

2. 二羟丙茶碱片：口服易吸收，生物利用度为 72%，约 3 小时达到血药浓度峰值，半衰期约 2 小时，在体内代谢为茶碱衍生物，从肾脏排泄。口服对胃刺激性较小，易耐受。可通过胎盘屏障，能从乳汁中排出，故孕妇、乳母慎用。急性心肌梗死、严重心肌损害、肺心病者等慎用。

（二）中医药治疗

中医把哮喘分为哮症与喘症，喉中痰鸣称为哮，呼吸气急称为喘，痰鸣气急称为哮喘。哮喘发生的原因一是邪实，二是正虚，即：正气存内，邪不可干，邪之所凑，其气必虚。外感风寒引发的哮喘，宜温肺散寒，疏表宣肺、平喘；风热引起的哮喘，宜宣肺清热，化痰降逆、保津平喘；由脾、肺、肾三脏的虚症造成的哮喘，如肺肾气虚、脾肾阳虚等，则采用补脾、肺、肾，气虚则补气，阳虚则温阳，阴虚则滋阴，以求阴阳平衡。脏腑功能恢复，体内正气强盛，才能抗御外邪。

治疗哮喘的 OTC 中成药品种如下：百花定喘丸、百花膏、参蛤平喘胶囊、蛤蚧定喘胶囊、蛤蚧定喘丸、桂龙咳喘宁胶囊、桂龙咳喘宁颗粒、恒制咳喘胶囊、咳喘安口服液、咳喘宁、咳喘顺丸、咳喘丸、苓桂咳喘宁胶囊、黄龙咳喘胶囊、石椒草咳喘颗粒、双黄平喘颗粒、息喘丸、止嗽定喘丸。

失眠

一、概述

人的一生中约有40%的时间在睡眠中度过。睡眠是人体与自然协调一致的生物节律，即“日出而作，日落而息”，这是在人类进化过程中形成的。一旦生物节律被打乱，就会发生睡眠障碍，常见的就是失眠。失眠是指入睡困难，睡不深沉，多梦，易醒。因睡眠质量不高患者感到头昏脑涨、记忆力下降、情绪不稳、烦躁易怒等，对体力、精神、工作和生活造成不良影响。有20～40%的成年人受到失眠的困扰。

二、失眠的临床表现

失眠的临床表现多样。大多数人表现为入睡困难，部分人则表现为早醒，也有部分人表现为睡得不深沉，一夜中醒来多次，多梦，有的醒后就再难入睡等。按失眠持续的时间长短，可分为短暂失眠、短期失眠和长期失眠。短暂失眠多因遭遇突发事件的刺激，过喜、过悲，或生活环境的突然改变如外出、旅游等；短期失眠则因某外部因素造成的刺激持续一段时间而引起精神和情绪在这段时间里起伏、波动，影响到睡眠；长期失眠大多数由精神障碍引起，如精神分裂症、焦虑、或抑郁症等。

三、失眠的 OTC 药物治疗

（一）氯美扎酮

氯美扎酮口服吸收快，15～20 分钟开始发挥效力，持续 8～12 小时，半衰期 24 小时。部分在肝脏代谢，从肾脏和粪便中排泄。具有抗焦虑、镇静、轻度镇痛和肌肉松弛作用，用于焦虑、激动和某些疾病引起的烦躁失眠等。氯美扎酮连续使用不得超过 1 周。

（二）天麻素（天麻苷）

天麻的主要有效成分有明显的镇静、催眠作用，用于神经衰弱及其综合征。密环菌是与天麻共生的菌株，其发酵物制成的密环菌胶囊具有与天麻素片相同的镇静安眠作用。

（三）乙酰天麻素

此药具有镇静、安眠、镇痛作用，对焦虑、紧张、激动、慢性疲劳等引起的失眠、头痛有效。

（四）豆腐果苷片

从植物豆腐渣果的果实中提取的豆腐果苷，主治神经衰弱、神经衰弱综合征、血管性头痛和失眠。每片含豆腐果苷有25毫克、50毫克、75毫克3种规格。

四、失眠用药注意事项

（一）分析失眠的原因

有的失眠可以不用催眠药物，如出差、旅游、迁居等环境改变引起的失眠，随逐渐适应环境，症状可以解除。如因不良生活习惯导致的失眠，如午睡过长、晚上饮茶、饮酒、喝咖啡等，可改变和调整生活习惯，即可有效。因阶段性工作压力，或因紧张引起的失眠，可通过放松、合理作息来解决。因其他疾病或用药所致失眠，可针对疾病治疗，调整药物，病好了失眠也消除了。因人际关系、焦虑、抑郁引发的失眠，可以通过沟通、交流、放松等来缓解，必要时让心理医生指点迷津，或针对性治疗可能有效。

（二）安眠药不宜长期使用

非药物方法无效，必须用药的失眠患者，切忌长期使用安眠药，造成心理和身体对催眠药的依赖。注意选择适合自己失眠状况的药品，短期使用，一旦睡眠改善，就应停药。

（三）注意催眠药物的禁忌、慎用及注意事项

尤其是驾驶员、孕妇、乳母、肝肾功能不全者。读懂药品说明书，遵照说明书指示使用。不得超过规定的治疗时限而长期使用。

消化不良

一、概述

由于多种原因，致使摄入消化道的食物，未能得到有效处理，消化吸收过程不能正常进行，而发生嗳气打嗝、恶心呕吐、胀气肠鸣、腹痛腹泻等一系列胃肠不适的症状群，称为消化不良。消化不良可发生在各年龄段。老年人，婴幼儿，长期伏案或久坐活动过少的人，以及某些慢性病患者容易发生消化不良。

消化不良的病因，可分为外因和内因。外因：①不节制饮食，暴饮暴食或饮酒过量；②生、冷、坚硬、油炸和过于油腻的食物及难以消化或冷冻食物摄入过多；③食物过于麻辣辛燥、刺激性强，超过了消化系统的承受能力，造成消化、吸收、转运困难而致消化不良；④服用某些药物，如使用肿瘤化疗药因其对食欲、消化功能有影响或对消化道有刺激等副作用，可致消化不良。内因：①胃肠动力不足、蠕动变慢，胃排空时间长，食物长时间停留在胃肠道，造成饱胀、异常发酵而产气；②胃酸缺乏，胃蛋白酶原不能激活，胃消化能力降低；③感冒发热、肝炎、感染、食物中毒、肿瘤、儿童缺锌、贫血等疾病在胃肠方面的表现；④某些消化系统疾病，如慢性胃炎，胃、十二指肠溃疡，慢性胆囊炎，慢性胰腺炎等可造成慢性消化不良；⑤失眠、焦虑、悲痛、抑郁等精神因素也可造成消化不良。

二、消化不良的症状

1. 食欲缺乏，不思饮食，舌苔黄或白，厚腻，口苦口臭。不喜油腻食物；

2. 进食后胃部不适，饱胀、打嗝，胃部烧灼、有压痛，有时反酸呕吐；

3. 肠道胀气，腹部压痛或有轻微绞痛，或肠鸣活跃，打臭屁，腹痛腹泻，大便稀，内有大量未消化的食物残渣。

三、消化不良的OTC药物治疗

（一）OTC化学药物治疗

消化不良的药物治疗主要是增进食欲，帮助消化和吸收、消胀止泻、帮助消化系统恢复功能。

1. 食欲不振、消化功能差　可选用维生素B_1、B_6，酵母片（嚼服）。也可服用胃蛋白酶合剂、多酶片。因胰酶肠溶片和肠溶胶囊在胃酸中易破坏，故不能嚼碎服用，而应饭后服用。

2. 腹胀、腹痛、腹泻　选用乳酶生片、地衣芽孢活杆菌胶囊、双歧杆菌胶囊、双歧三联杆菌胶囊等微生态活菌制剂。应用微生态活菌制剂不能同时服抗菌类药物。

（二）中医药治疗

中医认为，先天之本在肾，后天之本在脾胃。肾气肾精与生俱来，但要靠后天滋养，因此脾胃的地位非常重要。脾和胃，一脏一腑，各司其职，胃主受纳，脾主运化。脾运化水谷精微和水湿，即营养物质的吸收与传输。脾气宜升，升则健运。胃气宜降，降则调和。脾胃虚弱或脾胃功能失调，发生食欲不振，食滞纳呆，消化不良，脘腹胀痛，嗳气恶心等，需健脾和胃，健胃消食。中医药调理脾胃，有其独特的疗效。

便 秘

一、概述

食物进入人体消化道后，经消化吸收，剩余的残渣到达直肠形成粪便，直肠的神经感受器受到粪便的刺激，传入脊髓中枢并由大脑皮层调控，神经发出冲动，指挥直肠肌、肛提肌和腹压肌等收缩，肛门括约肌舒张，排出粪便。一般情况下，一天排便不多于3次，每周不少于3次，每次大便量为150～350克都属正常。次数过多为腹泻，过少则为便秘。便秘除指排便次数过少，亦指大便过于干燥、量少、排便困难。成人2天、儿童4天以上不排大便，为便秘。便秘时，由于粪便在肠道内停留过久，水分被吸收而致干结，发生排便困难，粪便中的有害物质不能及时清除，停滞于肠道被重吸收，造成对人体的伤害。便秘不一定是疾病，大多情况下是一种功能失常。长期经常便秘称为习惯性便秘。

二、便秘的常见原因

1. 无规律的生活和不规则的排便习惯；

2. 进食过少或食物过于精细，以致食物残渣量太少，进入直肠形成的粪便量不足以刺激神经末梢感受器，不能形成排便反射；

3. 饮水不足、机体缺水和肠蠕动过缓双重原因，使粪便在肠道停留过久和水分被重吸收而致干结；

4. 长期使用含铋、铝、钙的制剂或长期使用泻药，产生对泻药的依赖；

5. 患有肠易激综合征、肠功能紊乱或结肠痉挛者，便秘常伴腹痛、胀气，进食后加重，排便或排气后缓解，便秘与腹泻交替出现。

三、便秘的 OTC 药物治疗

（一）OTC 化学药物治疗

治疗便秘的药物是一类促进排便反射或使排便顺

利的缓泻药。按作用原理分为容积性泻药和润滑性泻药等两大类。

1. 硫酸镁　容积性泻药。清晨空腹时，硫酸镁5～20克，用水100～400毫升冲服或溶解后服用。因其不被肠道吸收而在肠道内形成高渗溶液，阻止肠道吸收水分，从而使肠内容积增大，刺激肠道而导泻，排水样便。作用迅猛，如水冲管道。仅用于急性便秘。急腹症、肠出血病人和妇女孕期、经期禁用。

2. 比沙可定　刺激性缓泻药。口服肠溶片，因对黏膜有刺激，不能嚼碎服。口服后吸收很少，绝大部分以原形从粪便排出。肠溶片在肠道分解后，药物刺激肠黏膜，引起肠道蠕动加强，排出软而成形的粪便。适于急慢性或习惯性便秘。急腹症患者禁用，孕妇慎用。

3. 甘油栓（灌肠液）、开塞露　二者均为润滑性导便药。都从直肠给药。甘油栓或甘油灌肠液，作用温和，滑润肠道刺激肠管，引起排便。开塞露有两种，一种含甘油55％；另一种含含山梨醇45～50％，硫酸镁10％。注入直肠后，刺激和滑润肠管，引起排便。

便秘时，如果粪团在直肠停留时间过长，大部分水分已被肠黏膜重吸收，形成干结粪块，有时应用效果不好。

4. 乳果糖　合成的二糖，在小肠不吸收，而在结肠被结肠细菌分解和代谢，代谢产物吸水而刺激肠道，引起排便，作用缓慢，适用于慢性便秘，因价格高，一般只用于其他缓泻药使用无效的病人。急腹症病人、糖尿病病人禁用。

（二）中医药治疗

中医认为大便秘结不通，艰涩不畅，系因热、气、虚、冷而致。对热秘，清热润肠，选麻仁丸；对气秘，行气导滞，益气润下，养血润燥；对冷秘则用温润开秘。

四、便秘用药注意事项

1. 由于便秘形成的原因多，应找准病因进行针对性治疗，尽量少用或不用缓泻药。形成良好的生活规律和排便习惯，调整膳食结构，精粗搭配、多吃纤维含量高的果蔬、多饮水对一般便秘很有好处。

2. 口服缓泻药连续使用不宜超过 7 天，或便秘缓解后立即停用。对慢性便秘，不宜长期大量使用刺激性泻药，以免损伤肠壁神经丛细胞，造成进一步便秘。

3. 儿童不宜应用缓泻药，以免形成药物依赖性便秘。

腹 泻

一、概述

腹泻是指一日排便 3 次以上，粪便中含有大量未消化的食物、脂肪、黏液甚至脓血。

腹泻按病因可分为多种类型：消化性腹泻系因饮食不当造成消化不良、吸收不良引起的腹泻；感染性腹泻，如由痢疾杆菌引起的菌痢、轮状病毒引起的婴幼儿秋季腹泻、寄生虫阿米巴引起的痢疾以及污染的食物引起的腹痛腹泻；肠道菌群失调性腹泻系因长期滥用广谱抗生素破坏了肠道细菌的正常数量和比例，造成某些致病菌或真菌二重感染而引起的腹泻；因土水不服、受寒等外界各种改变引起的腹泻。此外还有原因不明的肠易激综合征引起的腹泻，还有因直肠和结肠的炎症、溃疡、肿瘤等引起的腹泻等。各种腹泻的粪便颜色和性状也各不相同，如菌痢为黏液脓血便；阿米巴痢疾为暗红色果酱样便；消化性腹泻的粪便稀薄或呈水样；大便黄绿色混有白色奶瓣为婴儿消化不良。

腹泻分为急性和慢性两类：急性腹泻大多为急性肠炎、食物中毒、痢疾等。慢性腹泻起病缓慢，如阿米巴痢疾、结核、血吸虫病、肠道肿瘤等。

二、腹泻的 OTC 药物治疗

（一）OTC 化学药治疗

化学药品非处方药目录中收录了盐酸小檗碱（黄连素）、鞣酸蛋白、药用炭，地衣芽孢杆菌、乳酸菌素、双歧杆菌等微生态调节的活菌制剂。

1. 感染性腹泻如痢疾、大肠杆菌等引起的急性腹泻可首选盐酸小檗碱，成人口服 1 次 0.1～0.4 克，1 天 3 次。儿童根据各品种规格的说明书指示剂量服用。盐酸小檗碱味苦，多制成糖衣片、薄膜衣片、胶囊等便于服用。儿童服用盐酸小檗碱较为困难，可服用地衣芽孢杆菌活菌制剂等，让益生菌制约致病菌的生长繁殖，纠正失调的菌群，恢复肠道正常的微生态环境，腹泻即可治愈。

2. 消化性腹泻：因饮食不当，如暴饮暴食，超过消化系统消化吸收能力，引起胃肠功能紊乱而致腹泻，可服用胰酶、胃蛋白酶帮助消化摄入的脂肪和蛋白质。也可服用活菌类的微生态制剂。

3. 因滥用广谱抗生素造成肠道内微生物数量和比例变化，发生菌群失调所引起的腹泻，用微生态活菌制剂是最好的方法，帮助肠道菌群恢复，治疗效果很好。

（二）中医药治疗

中医认为腹泻（泄泻）病位虽在大肠，但风、寒、暑、湿等“六淫”侵袭，脾胃为饮食所伤，情志失调影响运化功能，以及虚损而导致的脾胃虚弱，命门火衰，以致运化停滞都可引起腹泻。治疗上以调理脾胃为主，配合散寒、清热、消食、理气等方法。慢性腹泻，大多因正气不足，首要是扶正补虚，治疗上要分清脾虚、肾虚、阴虚、阳虚。许多补益类中成药品种都有补益脾肾的功效，对腹泻有治疗作用，如参苓白术散等。

缺铁性贫血

一、概述

缺铁性贫血属于常见的贫血类型，是因为体内缺乏铁元素，导致血红蛋白合成减少的一种疾病。体内缺铁的原因较多，一是摄入不足：①长期营养不良，膳食中缺乏铁元素或偏食使铁摄入量太少；②儿童生长发育阶段、孕期和哺乳期妇女需铁量增大，而摄入铁量不足；③某些疾病如胃酸缺乏、慢性腹泻、胃肠功能紊乱等导致铁吸收不良。二是体内铁丢失过多：①慢性失血如胃溃疡、痔疮的长期出血，钩虫病；②妇女多次流产、崩漏、月经量过多；③外伤或手术失血等。

二、缺铁性贫血的临床表现

1. 眼结膜、指（趾）甲苍白，瘦弱，面色萎黄，指（趾）甲易脆裂，呈扁平或勺状；

2. 消化不良、食欲缺乏、恶心呕吐、腹痛腹泻、口角炎、异食症，肝脾、淋巴结肿大；

3. 神疲乏力、头昏眼花、头痛胸痛、身痛、关节痛、失眠、心悸、水肿、月经失调。

三、缺铁性贫血的 OTC 药物治疗

1. 食疗是治疗该病的首选。加强营养，合理膳食，食物中增加铁的摄入，如猪肝，鸡鸭鹅等禽类肝脏，动物和禽类的血、肉，及各种蔬菜。

2. 治疗缺铁性贫血选用 2 价铁的补铁剂。

只有 2 价的铁离子才能被机体吸收。铁主要在十二指肠吸收，维生素 C、肉类、氨基酸、脂肪等可促进铁的吸收。与 2 价铁形成不溶性、结合物的一些药物、食物则会影响铁的吸收，如四环素、碳酸氢钠，茶和水果蔬菜中的鞣质、草酸盐、磷酸盐等。空腹服用补铁剂比餐后服用的生物利用度高，但对胃肠的刺激性大，患者可根据自己的耐受情况选择服用时间，并把服用的疗程坚持下来。肝肾功能严重损害、尿路

感染者不宜使用。胃、十二指肠溃疡，急性感染，酒精中毒，胰腺炎，肝炎、肠炎等疾病患者慎用。铁剂治疗宜从小剂量开始，逐渐加大剂量，让机体逐步适应，减少恶心、腹痛腹泻、便秘等副作用。

虚损症

一、概述

凡脏腑亏损，元气不足所致的多种慢性疾病，总称为虚劳。虚劳是虚损劳伤的简称，所以又称为虚损。凡是由于先天不足、后天失调、病久失养、积劳内伤、久虚不复而表现为各种亏损症候者，都属于此症范围。由于虚损涉及五脏六腑，营卫气血，是牵涉面很广的多种疾病的症候，也是中医对人体疾病的独到的认识。调整阴阳，纠正偏盛，使得阴阳平衡，消除疾患，补益虚损，恢复平衡与协调，方可祛病强身。中医药在整体调节，治疗多种慢性疾病方面有非常突出的优势。

二、虚损症的病机

虚损的病因分为先天和后天。先天：先天薄弱，元气不足。后天：七情，劳倦，色欲，饮食等。也可由疾病失治、误治，病后不事调理而造成。

1. 先天不足：未出生之前，母亲体衰多病，出生后未及时调补，以致元气不足，体衰气血渐亏，成为虚损。

2. 七情内伤：中医认为忧悲伤肺，喜惊伤心，思虑伤脾，怒伤肝，恐伤肾。七情内伤，久而不解，五脏功能失调，精气渐耗，发展成虚损。

3. 房事不节与劳倦：房事不节制，造成肾精受伤。过度疲劳、体力透支都可造成虚损。

4. 饮食不节：饮食不节制，脾胃运化失常，气血不足，不能调和五脏，久而成虚损。中医有“凡虚损症多起于脾胃”之说。

从以上可见，虚损的病机是损伤了五脏的精气。不论是由行伤精，由精伤及气，还是先伤气，由气伤而及精，最后都归于肾所主的元阳之气，所以肾为五脏之主，为虚损病症的根本。

三、虚损症的表现与治疗

（一）虚损症的治疗法则

以“损者益之”、“虚者补之”、“形不足者，温之以气，精不足者，补之以味”为基本原则。结合五脏特点，损肺者益其气，损心者和其营卫，损脾者调其饮食，损肝者缓其中，损肾者补其精。补益脾肾是治疗虚损的关键。因为气血来源于先天之肾，滋生于后天之脾，而补益肾中元阴元阳更是治疗虚损的根本。

（二）五脏虚损的表现

1. 肺虚损证：肺气不足、表气不固者常感外邪，咳嗽喘气，短气自汗，面白舌淡等。肺气虚者用补肺汤补益肺气。表气不固者用玉屏风散，益气固表。

2. 心虚损证：多见心血虚少，心悸，失眠多梦，健忘恍惚，面色无华，舌淡脉细等。心血虚者宜养血补神，用归脾汤。心阴虚者，宜宁心安神，心阳虚者，宜温阳复脉。

3. 脾虚损证：多见脾阳虚，食少便溏，倦怠无力，少气懒言，面色萎黄，腹痛肠鸣，食油则泄泻，常因受寒或饮食不慎而发生消化不良，舌淡苔白者，以温补脾阳为主。脾阴虚治宜滋养脾胃津液，反复感冒不愈者，治宜扶正祛邪，心脾血虚者治宜补益心脾，用归脾汤。

4. 肝虚损证：多见肝血虚证，病人常感眩晕耳鸣，不安，胁痛，妇女血虚月经失调或闭经，苔淡薄，治宜滋肝养血为主，肝虚挟淤者治宜去淤生新，肝阴虚者治宜滋养肝阴，佐以降火。

5. 肾虚损证：肾阴虚者，发脱齿摇、眩晕耳鸣、口干舌燥、遗精腰酸，两足萎弱，舌红少津，治宜滋补肾阴，用左归丸治疗。肾阳虚者，面色苍白，恶寒厥冷，腰脊酸痛，遗精阳痿，舌淡质胖苔白，治宜温补肾阳，用右归丸。左归丸和右归丸都注重添精补髓。脾肾阳虚宜温阳利水。

图书在版编目（CIP）数据

农村家庭常备小药箱：常见非处方药使用常识：藏汉双语/唐世彦，唐灿，黄巍编著；李毛措译. —成都：天地出版社，2011.8
ISBN 978-7-5455-0460-6

Ⅰ.①农… Ⅱ.①唐… ②唐… ③黄… ④李… Ⅲ.①药物-基本知识-藏语、汉语②用药法-基本知识-藏语、汉语 Ⅳ.①R97②R452

中国版本图书馆 CIP 数据核字（2011）第 110501 号

NONGCUN JIATING CHANGBEI XIAOYAOXIANG
——CHANGJIAN FEI CHUFANG YAO SHIYONG CHANGSHI

农村家庭常备小药箱
——常见非处方药使用常识(藏汉双语)

唐世彦　唐　灿　黄　巍/编著　　李毛措/译

出 品 人　罗文琦

责任编辑　吴晓春
藏文特约编辑　交巴李加
电脑制作　四川胜翔
封面设计　毕　生　武　韵
责任印制　桑　蓉

出版发行　天地出版社
（成都市青羊区槐树街 2 号　邮政编码：610031）
网　　址　http://www.tiandiph.com
http://www.天地出版社.com
电子邮箱　tiandicbs@vip.163.com

印　　刷　四川嘉创印务有限责任公司
版　　次　2011 年 8 月第一版
印　　次　2016 年 12 月第四次印刷
成品尺寸　140mm×203mm　1/32
印　　张　10
字　　数　136 千
定　　价　27.00 元
书　　号　ISBN 978-7-5455-0460-6